T0054797

Soluciones para el dolor de espalda

Soluciones para el dolor de espalda

Andrew Rowling

© 2014, Andrew Rowling.
© 2014, Ediciones Robinbook, s. l., Barcelona

Diseño de cubierta: Regina Richling
Ilustración de cubierta: iStockphoto
Diseño interior: Barataria.

ISBN: 978-84-9917-351-1
Depósito legal: B-3.628-2014

Impreso por Sagrafic, Plaza Urquinaona, 14 7° 3ª, 08010 Barcelona
Impreso en España - *Printed in Spain*

«Cualquier forma de reproducción, distribución, comunicación pública o transformación de esta obra solo puede ser realizada con la autorización de sus titulares, salvo excepción prevista por la ley. Diríjase a CEDRO (Centro Español de Derechos Reprográficos, www.cedro.org) si necesita fotocopiar o escanear algún fragmento de esta obra.»

Índice

Introducción

Si se exceptúan los casos (raros) de malformaciones o de enfermedades de origen microbiano, bacteriano o viral, el dolor de espalda proviene casi siempre de un mal comportamiento físico (malas posturas, contrarias a las leyes naturales que rigen la mecánica del cuerpo), o psíquico (tendencia a la angustia, a la depresión, al estrés). Ahora bien, con el transcurso del tiempo los malos comportamientos se convierten en hábitos que no sólo agravan los dolores crónicos, sino que incluso resultan muy difíciles de corregir después de algunos años.

De esta manera, aparte de toda lesión detectable en el nivel vertebral, se sufre de dolor de espalda a causa de malos hábitos de comportamiento, que han llegado a ser instintivos.

Ante todo, prevención

No obstante, existe un medio muy simple de protegerse del dolor de espalda que uno se autoinflige: ¡es la prevención! No vaya a creer que hará falta una voluntad de hierro para conseguirla. Bastará con un poco de atención y una pequeña disciplina cotidiana, que no exigen ningún esfuerzo especial: nada que no esté al alcance de cualquiera de nosotros.

Sepa entonces que cuanto antes se ocupe de ello, mejores y más duraderos serán los resultados positivos.

Pero ello no significa que todo sea inútil o esté perdido por adelantado si comienza a practicar la prevención del dolor de espalda después de una edad determinada, por ejemplo después de los cuarenta. No: en ese caso se trata de adaptar, dosificar bien los ejercicios y las precauciones necesarias para el buen mantenimiento de la espalda y de la columna vertebral.

La eficacia de un buen método

Vamos a exponer en detalle y de manera clara un método práctico que ha demostrado su eficacia, destinado a mantener su espalda en un estado funcional satisfactorio y, por consiguiente, a prevenir todo mal funcionamiento. Este método es fácil de poner en práctica en casa, respetando las indicaciones y los consejos que se le dan. No necesita ninguna instalación material particular, aunque sea deseable la adquisición de una «espaldera» (esa especie de escalera que se fija a una pared de una habitación o de un pasillo de la casa), herramienta ideal para perfeccionar los ejercicios de estiramiento y de musculación dorsales, cuyo costo es muy razonable.

Pero, antes de entrar en lo importante del tema, recuerde bien la regla esencial siguiente, que condicionará el éxito de sus esfuerzos:

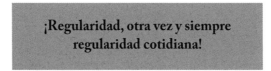

**¡Regularidad, otra vez y siempre
regularidad cotidiana!**

En última instancia, sería preferible hacer un mínimo de ejercicios todos los días, sin excepción, antes que esforzarse por multiplicar los ejercicios algunos días de la semana y no hacer ninguno en los restantes.

Por otra parte, si se concentra en algunos ejercicios, los que le resulten más fáciles, y los realiza todos los días, constatará bastante rápidamente una mejora de su tono y de su estado general.

Y, como suele decirse, «el apetito viene comiendo»: esa mejora evidente le impulsará a asumir nuevos esfuerzos, como se ha constatado en ocho de cada diez personas.

Las diferentes edades de la espalda

Por consiguiente, en un primer capítulo vamos a analizar las diferentes edades de la espalda. En efecto, la vulnerabilidad de la espalda no es la misma según que uno sea un adolescente o una persona anciana.

Las reacciones de la columna vertebral a diferentes factores (comportamiento, postura, esfuerzos físicos) varían considerablemente según la edad, el estado de la musculatura dorsal y abdominal, el estado fisiológico del sistema vertebral, etc.

Por lo tanto, es necesario conocer, de manera general, los puntos débiles de la espalda a tal o cual edad y saber qué gestos, por ejemplo, no hay que hacer en ese caso para evitar una sorpresa desagradable. En este caso se trata de lo que podrían llamarse disposiciones preventivas globales, aplicables a todo el mundo, aparte de cualquier síntoma doloroso.

El trabajo diario que soporta la espalda

También nos interesaremos por el trabajo que realiza la espalda en la vida cotidiana. Realizamos actividades sumamente variadas todos los días, que son otras tantas ocasiones de efectuar miles de gestos muy diversos cuya ejecución echa mano siempre de la columna vertebral.

Ya sea que estemos en el trabajo, que viajemos en coche o en tren, que nos vistamos, que nos atemos los zapatos, en síntesis, hagamos lo que hagamos, en todo momento hacemos trabajar, más o menos intensamente, a nuestra espalda, casi siempre sin tener conciencia de ello (el famoso automatismo de la columna vertebral se encarga de todo).

Ahora bien, hay que saber que una cantidad increíble de dolores de espalda «comunes», a veces muy intensos, resultan exclusivamente de gestos poco afortunados, de malas maniobras que es posible evitar con un mínimo de atención.

Los siguientes son algunos ejemplos:

- Un señor de cierta edad, un poco «oxidado», quiere salir de su baño sin sujetarse en el reborde de la bañera: profiere un grito y se dobla en dos, con una mueca de dolor; diagnóstico: un lumbago absolutamente evitable.
- Una joven secretaria que escribe a máquina un largo informe, urgente por supuesto; ha puesto la pila de hojas a la derecha y escribe así, con la cabeza vuelta hacia ese lado

durante varias horas. Al día siguiente, se sorprende mucho de sentir el cuello rígido y dolorido...

Y así centenares de situaciones generadoras de dolores de espalda, no siempre menores. Por lo tanto, pasaremos a examinar las situaciones más frecuentes de este tipo y le indicaremos qué gestos hay que proscribir o evitar, y qué gestos «buenos» podrían proteger su espalda.

Prevenir mejor que curar

En el libro también podrá consultar un programa personalizado de mantenimiento preventivo de la columna vertebral.

Le indicaremos cómo evaluar el estado de sus vértebras y de su espalda: en función de ese estado deberá adaptar o dosificar, según sea necesario, ese programa.

A continuación, expondremos concretamente un número determinado de ejercicios prácticos, ilustrados mediante esquemas y figuras que le ayudarán a realizarlos de manera correcta. En efecto, esos ejercicios son esenciales para que mantenga su espalda en buen estado.

Tendrá que imponerse una pequeña disciplina cotidiana, a decir verdad muy liviana y suave comparada con los sufrimientos tenaces que ocasiona inevitablemente una espalda deteriorada.

La evolución de la espalda en cada edad

Para cada uno de nosotros la historia de la espalda comienza en el vientre de la madre. Es allí, en el estado fetal, donde se estructura nuestra columna vertebral.

Del embarazo al parto

Puede parecer paradójico interesarse en primer lugar por un estado fisiológico transitorio, el embarazo, para describir las edades de la espalda. Pero ello se justifica por varias razones fundamentales:

- La salud de la madre determina y condiciona la del niño que lleva en su vientre: todo daño patológico tiene automáticamente repercusiones sobre el desarrollo del feto.

- Durante los nueve meses de gestación el crecimiento armonioso del feto, el desarrollo y la mineralización de su esqueleto óseo, y el desarrollo de su cerebro dependen de los elementos nutritivos esenciales provistos por la madre mediante la vía sanguínea.

- El estado de embarazo provoca cambios anatómicos y fisiológicos muy importantes para la madre; en particular, el aumento del volumen del vientre y el peso cada vez mayor del feto y de la bolsa amniótica ejercen una acción mecánica considerable sobre la columna vertebral, hasta el punto de deformarla en ciertos casos límite. Si esta acción puramente mecánica actúa sobre una columna vertebral ya en mal estado antes del embarazo, pueden temerse consecuencias muy nefastas para la salud de la madre y del niño.

La imperiosa necesidad de los controles médicos

En realidad, la prevención debe comenzar incluso antes de la concepción. Toda mujer en edad de procrear debería hacerse siempre un chequeo médico con regularidad, incluso en ausencia de trastornos serios.

Y esta medida se vuelve imperativa si la candidata a la maternidad sufre de manera regular o episódica de dolores lumbares. En efecto, esos dolores pueden ser de origen ginecológico, o de carácter vertebral y osteopático: en los dos casos, el embarazo en perspectiva puede llegar a ser un verdadero calvario e incluso un peligro. Por lo tanto, es necesario determinar la causa de esos dolores lumbares y tratarla.

Durante mucho tiempo se ha dado preferencia a un origen ginecológico del dolor lumbar en la mujer joven, hasta el punto de considerarlo como «natural» e inherente a la naturaleza femenina, lo cual es inexacto y abusivo. Sin duda alguna, el aparato genital femenino es frágil y está sometido a numerosas afecciones cuya sintomatología provoca frecuentes dolores lumbares. Por consiguiente, en presencia de ese tipo de dolor es indispensable someterse a un examen ginecológico minucioso, incluida toda la panoplia exploratoria funcional.

Si el ginecólogo no ha encontrado nada anormal al término de sus exámenes, debe consultarse al reumatólogo; a su vez, éste procederá a los exámenes apropiados.

Es prácticamente imposible que esas dos consultas cruzadas, ginecológica y reumatológica, no permitan descubrir la causa. No obstante, si ese es el caso, debería considerarse la existencia de un terreno psicológico particular (estrés importante, depresión), que debería tratarse sin demora.

Un embarazo feliz

De todas maneras, si usted desea tener un niño, prepárese para presentarse en el mejor estado físico y psicológico posible: es la apuesta por un embarazo feliz, sin complicaciones, la seguridad de un parto normal sin secuelas indeseables especialmente para la columna vertebral, y una de las mejores garantías de tener un bebé en perfecta forma.

A partir del momento en que la prueba del embarazo resulta positiva, la futura madre debe imponerse una cierta disciplina. Éstos son los principales consejos de orden general a seguir:

- Debe equilibrar absolutamente su alimentación. Los aportes de minerales, oligoelementos y vitaminas se calcularán generosamente; en caso de desmineralización anterior, hay que seguir un régimen remineralizante, con los complementos naturales necesarios; se recomienda vivamente la consulta a un dietista. Este especialista de la nutrición le ayudará también a perder, eventualmente, los kilos de grasa en exceso que no harán más que aumentar aún un poco más la carga ponderal del embarazo.

- Con frecuencia los médicos han constatado en las mujeres jóvenes encintas que se quejan de lumbalgias o de dorsalgias una disminución significativa de la tasa de potasio en el suero sanguíneo. Ahora bien, se sabe que un déficit importante de potasio seroso desencadena una hipersensibilidad y una receptividad acentuada de los tejidos musculares al dolor.

- Si ese es su caso, un aporte suplementario de potasio, bajo control médico, puede hacer desaparecer esos dolores, o al menos atenuarlos de manera considerable, en ausencia de otra causa, por supuesto.

- Su cuerpo deberá hacer frente a cambios importantes. Sobre todo, es necesario mejorar y reforzar la musculatura abdominal y dorsal, que será muy exigida durante el embarazo y en el curso del parto: por lo tanto, se le aconseja practicar regularmente un poco de gimnasia suave, en su casa (véanse los ejercicios que se describen más adelante, en el capítulo «Programa personalizado de mantenimiento y prevención») o en un gimnasio, bajo la dirección de una monitora. Recuerde que no se trata de prepararse para un concurso de musculación, sino de fortificar su musculatura de manera continua y regular.

- Si está siguiendo un tratamiento médico, consulte al facultativo que la atiende: ciertos medicamentos pueden tener efectos nefastos sobre el desarrollo del embrión y del feto; sólo su médico podrá decidir modificar, cambiar o interrumpir el tratamiento. Igualmente deberá evitar las radiografías con rayos X, sobre todo en el curso de los tres primeros meses.

- Si fuma, debe dejar de hacerlo lo más rápidamente posible. Si es necesario, diríjase a un centro antitabaquismo o a un psicólogo especializado para que le ayude durante la etapa en la que se deshabitúa (prueba siempre delicada).

- En el mismo orden de cosas, debe controlarse estrictamente el consumo de bebidas alcohólicas: no más de un vaso de vino en el almuerzo y en la cena.

- Comience a aprender el método de parto sin dolor con la comadrona o el ginecólogo: un buen dominio de esta técnica le ahorrará muchos sufrimientos inútiles.

- También se le aconseja aprender a respirar serenamente y a relajarse. Bastará con un curso de principiante en yoga o de iniciación al entrenamiento autógeno, por ejemplo, a condición de que lo siga regularmente. A falta de esto, puede entrenarse en casa, según el método que le indicamos más adelante.

Cómo evitar una lumbalgia

Debe saberse que estas precauciones de orden general no son una garantía absoluta contra el dolor de espalda en la mujer encinta: lamentablemente, las lumbalgias son frecuentes, sobre todo en el curso de los tres últimos meses del embarazo, y más todavía en las mujeres que ya han tenido varios niños que en las primerizas.

Ello se debe esencialmente a un doble fenómeno:

- La musculatura abdominal, cuando es insuficiente, se afloja y es estirada hacia adelante por el peso del vientre.

- A fin de restablecer el equilibrio, los poderosos músculos dorsales y lumbares se contraen con mucha fuerza (hipertonicidad), como para estirar el abdomen hacia atrás. De ello resultan presiones enormes sobre las articulaciones vertebrales posteriores, que provocan una importante hiperlordosis lumbar y, por lo tanto, dolores.

Pero es posible limitar o atenuar esos inconvenientes gracias a algunas medidas prácticas simples:

- Se aconseja llevar una faja especial de embarazo, llamada de sostén lumboabdominal (de acuerdo con el ginecólogo o la comadrona); esa faja alivia considerablemente el trabajo de los músculos lumbares y permite continuar haciendo ligeros movimientos de gimnasia cada día (para el mantenimiento de los abdominales).

- Deje de usar zapatos de tacón (que exageran el arqueo lumbar y hacen sufrir a las articulaciones vertebrales y los discos).

- Elija zapatos que se adapten bien al pie y cuya suela contribuya al buen equilibrio vertebral.

- La cama debe ser firme, incluso dura; deberá apoyar la espalda sobre ella, disponiendo un cojín firme debajo de las rodillas, a fin de reducir la tensión de los músculos lumbares. Asimismo, puede adoptar la posición de acurrucarse en la cama, con la cabeza apoyada sobre un cojín firme, grande y bastante grueso, para que el cuello esté casi en el alineamiento longitudinal de la columna vertebral.

- Debe evitarse por completo llevar o levantar cargas pesadas (superiores a 7-9 kilos).

- Debe cuidarse de no tomar frío, sobre todo a la altura de los músculos dorsales y lumbares. Tenga cuidado con las corrientes de aire y por la noche, incluso en verano, no use nunca ropas demasiado escotadas.

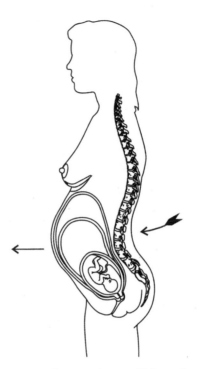

- Proscriba los asientos demasiado mullidos, demasiado blandos y sobre todo demasiado bajos, que son verdaderos verdugos para su columna.

- Durante el tiempo que continúe trabajando, vigile la postura; evite los movimientos de torsión cuando esté sentada (las sillas giratorias son las mejores desde este punto de vista).

- Evitará igualmente ciertos trabajos domésticos (lavar el suelo con una bayeta, pasar el aspirador), muy pesados para la columna.

- Pida ayuda a su marido (¡por una vez!). O recurra a una asistenta.

- En general, hay que saber dosificar cada esfuerzo físico. Es evidente que no se trata de transformarla en un «vegetal», sino de que desarrolle actividades normales, sin esfuerzos exagerados, incompatibles con el estado de embarazo.

Si se atiene a estos consejos, si toma estas precauciones –por otra parte, de simple sentido común, pero que se olvidan–, llegará al día del parto en las mejores condiciones y todo transcurrirá sin problemas.

¿Y después del parto?

Después del parto, que, no obstante, es siempre una prueba dura, la madre debe continuar vigilando su estado y sus gestos.

Una vez transcurridos cuarenta días a partir del parto es indispensable verificar la buena posición del útero. Deberá comenzar rápidamente la reeducación del peritoneo, según las indicaciones dadas por el tocólogo.

En caso de dolores lumbares, se impone un examen reumatológico: los esfuerzos de expulsión pueden haber despertado una hernia discal, hasta ese momento «muda»; ha podido producirse un bloqueo vertebral; la intensidad de los esfuerzos musculares durante los trabajos del parto pueden haber provocado otros trastornos o accidentes vertebrales.

Una vez en su casa, la madre debe ocuparse de su nutrición. Trabajo fastidioso, muy agotador, sobre todo después de los sufrimientos del parto. Es así como se originan muchos dolores de espalda en el curso de las primeras semanas que siguen al nacimiento del bebé.

Las siguientes son algunas precauciones simples que pueden prevenir muchas lumbalgias y dorsalgias:

* En primer lugar, una regla de oro que debe respetarse en toda circunstancia: el bebé y los objetos necesarios deben estar siempre a la altura apropiada, a fin de no tener que encorvarse continuamente, de no partirse los riñones.
* La cuna no debe ser demasiado profunda: pues ello obliga a «sumergirse» a fin de depositar o retirar al bebé, en una posición peligrosa para la espalda de la madre (brazos y rodillas tensos, balanceo del tronco sobre los miembros inferiores, que exige violentamente a la articulación lumbosacra).

- La mesa para cambiar al bebé debe ser lo suficientemente grande y larga (para colocar al bebé con toda seguridad y tener al alcance de la mano los pañales y las toallas), y sobre todo debe estar a la altura adecuada.

- Debe prohibirse absolutamente sostener al bebé con un brazo y ocuparse de otra tarea con el otro: ello obliga a contorsiones que suelen terminar provocando un dolor fulgurante en la espalda o en las lumbares, o peor aún, un accidente más grave.

La espalda del niño y del adolescente

Si hay una edad verdaderamente crítica para la espalda, es la de la infancia y de la adolescencia, es decir, ese período de la vida que va desde el nacimiento hasta el final del crecimiento. En ese período está todo en juego. O bien se vivirá el resto de los días con una espalda sin problemas, o bien se estará condenado a una existencia de sufrimientos continuos, incluso a padecer incapacidades a veces serias e irreversibles.

Sin embargo, no habría que creer que se trata de una lotería (salvo en los raros casos de malformaciones congénitas graves, aunque, tratadas precozmente, estas pueden reducirse hasta no producir más que molestias mínimas).

El papel de la prevención

Todo el mundo puede y debería no tener que quejarse nunca de su espalda en la edad adulta activa. Ese «milagro» tiene un nombre: la prevención. Un tratamiento preventivo o curativo muy precoz que impida el asentamiento de esas incapacidades que envenenan la vida.

El papel de los padres, del médico de familia y del médico escolar es, a este respecto, primordial. El niño y el adolescente son incapaces de detectar por sí mismos malformaciones a veces muy tenues, y de corregir actitudes corporales generadoras de trastornos de la estática.

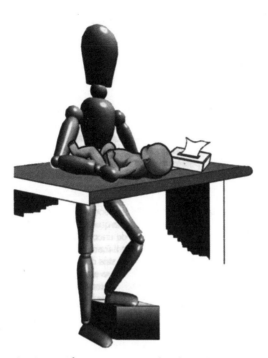

Por consiguiente, decimos que todos los adultos que forman el entorno o el medio ambiente del niño deben participar en una vigilancia discreta, pero atenta, de esto.

Su estado mental influye en su espalda

Para comenzar, destacamos que existe una relación estrecha entre la vida psicológica y la salud de la columna vertebral: la espalda exterioriza de manera simbólica nuestra actitud y, a fortiori, la del niño frente a la vida.

Es lo que el sentido común popular resume bien en dos fórmulas: ¿no decimos de alguien que «dobla el espinazo» cuando está agobiado por el infortunio y las dificultades? ¿Y de otro que tiene «buena espalda», que tiene «los riñones sólidos», signo de que tiene un buen equilibrio psíquico y físico, que sabe hacer frente a las situaciones difíciles?

Por lo tanto, partiendo de esta constatación es posible hacerse una idea, sin ser especialista, del estado anímico y físico del niño o del adolescente, sólo con examinar su postura, su aspecto general.

Hay que estar muy atento cuando se advierta que un niño que tenía una postura correcta, erguida, comienza a dar la impresión de encorvarse. Esto siempre es una señal de alerta y significa que el niño sufre anímica o físicamente, o ambas cosas a la vez, y el sufrimiento es mucho más serio cuando no se habla de él.

Entonces resulta ineludible proceder sin demora a un examen médico minucioso y a una entrevista con un psicólogo especializado. El examen médico, con radiografías, podrá revelar una afección «muda» o una anomalía, que ha pasado desapercibida hasta ese momento; el psicólogo podrá detectar un trastorno psíquico que el entorno familiar no había notado.

Esta observación, en cuyas implicaciones esenciales para el porvenir de la espalda del niño nunca insistiremos lo suficiente, debe guiar a los padres en la atención que deben prestar al desarrollo y al crecimiento de sus hijos. No hay que esperar a que los síntomas sean «visibles a simple vista»: en ese momento ya es un poco tarde, pero nada está perdido si se reacciona muy rápidamente.

La buena prevención consiste en descubrir los signos precursores de una afección y sobre todo en inculcar al niño una educación sana, con métodos y palabras simples, que le resulten comprensibles.

Las curvaturas de la columna

Una primera información, puramente fisiológica, que es útil conocer: sepa que la curvatura lumbar –centro de un gran número de afecciones, deformaciones, dolores, etc.– comienza a formarse hacia la edad de dos o tres años, y alcanza su forma normal a los diez.

Las otras curvaturas de la columna, que dependen en parte de la lumbar, adquieren su forma y su estructura completa al final del crecimiento.

La mayoría de las deformaciones de estas curvaturas (las hipercifosis y las hiperlordosis tan difíciles de rectificar) son ya potenciales en el adolescente, a veces en el niño, si los factores que las provocan no han sido detectados y tratados a tiempo. Por consiguiente, es sobre esos factores, de diversos órdenes, sobre los que conviene actuar durante el período de formación de la columna.

El factor genético

Existe un factor genético contra el cual es un poco difícil actuar. Así como hay familias con tendencia a la gordura, llamadas «robustas», sin aparición de enfermedades de la obesidad, también hay familias con espalda redonda y otras con espalda rígida.

Por lo general, esta especie de herencia de una forma particular del esqueleto vertebral no ocasiona ninguna patología incapacitante. Sin embargo, si pertenece a una familia con espalda redonda, por ejemplo, debe prodigar a sus hijos consejos y correctivos a fin de que su actitud postura! no agrave la tendencia genética familiar.

De esa manera, vigilará muy especialmente las prácticas deportivas (determinados deportes acentúan las posiciones en hipercifosis, como veremos más adelante), la cama, la manera de sentarse a la mesa, mientras realiza las tareas escolares, etc.

La práctica de una gimnasia apropiada, bajo la conducción de un monitor especializado, puede resultar absolutamente necesaria si la hipercifosis está ya claramente definida antes de los 13 o 14 años.

Las deformaciones de nacimiento

Otro factor muy importante se refiere a las deformaciones congénitas (el niño nace con ellas) o adquiridas, que afectan a determinados elementos del esqueleto. Estas deformaciones pueden detectarse muy precozmente, a veces mediante un simple examen atento desde el parto y con más frecuencia gracias a radiografías.

Los pies

Las deformaciones de los pies figuran entre las que se incrimian con mayor frecuencia: pies planos, pies zambos, pies zambos equinos, pies contrahechos. Como todo el armazón corporal descansa sobre los pies, cualquier anomalía a la altura de esta «base» provoca automáticamente un desequilibrio del conjunto: rodillas, pelvis y sobre todo columna vertebral, donde las repercusiones pueden ser más serias.

Ante la ausencia de una intervención exterior (médica, ortopédica, quirúrgica), el niño buscará rectificar instintivamente la deformación de sus pies para asegurarse una base estable; entonces hace trabajar a su pelvis y a su columna vertebral en sentido contrario. Resultado: el asentamiento de deformaciones en cadena a la altura de la espalda.

Es absolutamente necesario que toda deformación de los pies, con frecuencia detectable desde el nacimiento, sea tratada por un especialista ortopedista u osteópata, y que se continúe el tratamiento hasta la corrección completa de la anomalía.

Los padres deben estar sumamente atentos y vigilar al niño cada día (por ejemplo, se asegurarán de que no se quite a escondidas los zapatos ortopédicos).

Deberá desterrarse el calzado deportivo, que no permite un mantenimiento del pie, contrariamente a lo que se cree, y se opone al trabajo de los músculos del arco plantar (que termina por aflojarse e incluso por hundirse lentamente).

Las rodillas

Las rodillas están igualmente sujetas a frecuentes deformaciones innatas o adquiridas. Casi siempre los daños son la consecuencia de deformaciones localizadas en los pies. Por supuesto, en primer lugar habrá que tratar la causa y, a continuación, someter al niño a una reeducación kinesioterapéutica correctora de la rodilla.

La intervención quirúrgica puede considerarse como último recurso si los tratamientos ortopédicos y osteopáticos resultan ineficaces. Pero en todos los casos, cuanto antes se intervenga, menos importantes serán los riesgos de secuelas.

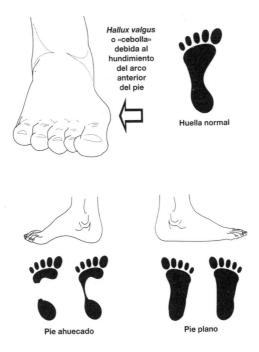

Hallux valgus o «cebolla» debida al hundimiento del arco anterior del pie

Huella normal

Pie ahuecado

Pie plano

Las caderas

Las caderas también pueden sufrir deformaciones con consecuencias siempre desastrosas para la columna vertebral, si se tarda en tratarlas. Casi siempre esas malformaciones son congénitas, o incluso hereditarias. Si existen antecedentes familiares, el pediatra debe buscar de manera sistemática una eventual anomalía y ordenar radiografías.

Una forma particular de malformación, la luxación congénita de la cadera (debida a presiones mecánicas «in utero» que fuerzan a la cabeza femoral fuera de la cotila), se busca en principio de manera sistemática en todos los recién nacidos. La detección, muy simple de hacer, se realiza con la maniobra de Ortolani, que consiste en una aducción y después en una abducción del muslo en flexión sobre la pelvis. En caso de duda, se procede a hacer radiografías al niño.

Se recomienda a los padres interrogar siempre al pediatra para conocer el estado exacto de las caderas de sus bebés. Nadie está libre de cometer un «olvido», ni siquiera los mejores facultativos.

La pelvis
La pelvis es otro lugar estratégico susceptible de sufrir deformaciones muy perjudiciales para la columna.

Esas malformaciones pueden ser primarias, como consecuencia de un impacto, de un esfuerzo demasiado intenso o de un mal movimiento; casi siempre se manifiestan como una falsa pierna corta. También pueden ser secundarias a deformaciones de los pies, de las rodillas o de las caderas.

En todos los casos, debe realizarse un chequeo exhaustivo por un especialista a fin de determinar con mayor precisión la o las causas. El tratamiento puede ser ortopédico, kinesioterapéutico, osteopático o quirúrgico, según la situación.

Se desaconseja terminantemente el uso de «taloneras»: dan la ilusión de una «buena corrección» de la anomalía, pero en realidad no hacen más que agravarla a largo plazo. Si es necesario, se consultará a varios especialistas antes de emprender cualquier tratamiento.

Otras anomalías óseas
Junto a las malformaciones y deformaciones estructurales de las articulaciones de los miembros inferiores, ciertas anomalías óseas pueden ser la causa de graves problemas vertebrales en el niño y el adolescente. Son principalmente anomalías de la articulación vertebral lumbosacra: hemisacralización de L5 y lumbalización de S1.

Cuando la anomalía se localiza en un solo lado (asimetría), los riesgos de escoliosis son muy importantes. Por eso es absolutamente necesario hacer un chequeo completo cuanto antes.

Las deformaciones debidas al entorno

Acabamos de examinar las principales causas constitutivas, anatómicas, que pueden desembocar en alteraciones, desviaciones o anomalías de la columna vertebral en el niño y el adolescente. Existen otras causas, de naturaleza diferente a las anteriores, vinculadas a la actividad y al entorno de la persona: manera de estar de pie, de caminar, de alimentarse, de vivir, etc. Y esas causas no son menos peligrosas que las primeras.

En efecto, así como es relativamente fácil, gracias al diagnóstico por imágenes especialmente (radiografía, centellografía, escáner, etc.), descubrir una malformación o una deformación de la pelvis, por ejemplo, y reaccionar en consecuencia, resulta difícil identificar un factor de comportamiento o medioambiental en un proceso de dorsalgia o de lumbalgia en el niño.

Añádase a ello que el número de esos factores extraanatómicos es muy elevado (no se posee ninguna lista exhaustiva) y se comprenderá por qué ciertos dolores de espalda del niño plantean verdaderos enigmas a los reumatólogos, osteópatas y otros pediatras más curtidos.

Una vez más, debería estimularse la vigilancia atenta de los padres e incitarlos a consultar sin demora a un especialista a partir del primer signo alarmante. Las principales causas no anatómicas de deformación de la columna en el niño y el adolescente son las siguientes:

1. Los traumatismos

Siempre tienen repercusiones sobre la arquitectura del esqueleto, sean cuales sean las partes del cuerpo a las que afecten.

Por ejemplo, una fractura de la muñeca, aparentemente sin ninguna relación con la columna vertebral, puede ocasionar indirectamente una desviación lateral (pasajera, por suerte) por un fenómeno de compensación: el niño tendrá tendencia a inclinarse del lado opuesto al miembro afectado, con la esperanza de aliviar el dolor.

Por otra parte, los tejidos, los músculos y los huesos del niño poseen una flexibilidad, una elasticidad muy superior a las de los tejidos del adulto. De ello resulta un doble peligro: se cree que el niño es menos sensible a los impactos traumáticos, y que se «recupera» pronto y definitivamente. De ahí la actitud, lamentablemente demasiado extendida entre muchos padres, que consiste en decir: «Eso no es nada, volverá a ponerse en su lugar solo».

Ese comportamiento es completamente irresponsable. Por el contrario, hay que ser todavía más prudente que si se trata de un adulto.

Después de cualquier traumatismo directo o indirecto (accidente de coche, accidente deportivo, caídas, golpes, etc.), hay que hacerse radiografías sistemáticamente y seguir el tratamiento que indique el especialista; se repetirán las radiografías al final del tratamiento, para una recomendada verificación.

2. Los microtraumatismos

Por naturaleza, son más discretos, menos evidentes que los grandes traumatismos. Sin embargo, la combinación de esta discreción con la repetición de estos pequeños traumatismos indoloros durante un período prolongado puede provocar grandes lesiones: fisuras apenas perceptibles de discos intervertebrales, desgaste prematuro de cartílagos articulares, desarrollo insuficiente de la estructura de los huesos, etc.

Los riesgos del deporte

La mayor parte de las actividades deportivas provocan microtraumatismos, sobre todo cuando se practican de manera excesiva. Ciertos deportes, aunque se practiquen moderadamente, son más traumáticos que otros; es el caso, entre otros, del patinaje sobre ruedas, del *skateboard*, del esquí de competición, de la bicicleta VTT, etc.

Por supuesto, no se trata de prohibir los deportes al niño y al adolescente. Al contrario, la actividad física es indispensable para su desarrollo y su crecimiento. Pero siempre es razonable vigilar las siguientes cuestiones:

- Las actividades deportivas deben hacerse bajo la dirección de un monitor facultado.
- El niño debe llevar todo el equipo de protección local adecuado para cada deporte (como casco, rodilleras o incluso coderas).
- Por regla general, una hora de deporte por día es más que suficiente, pero con la reserva de una moderación del esfuerzo.

Debe desconfiarse dé los «fabricantes de pequeños campeones» que imponen a los niños en pleno crecimiento esfuerzos que nunca se le exigirían a un adulto. Los «exjóvenes prodigio» son buenos para la jubilación poco después de cumplir los treinta; una jubilación a veces confortable en términos económicos, pero muy penosa de vivir físicamente.

Véanse los casos de los tenistas, los futbolistas, los jugadores de rugby o los gimnastas de alto nivel, por citar sólo a ellos: por unos pocos que triunfan gracias a que han sido excepcionalmente dotados por la naturaleza, ¡cuántos quedan, anónimos, en el arcén del camino de la gloria! ¡Nosotros somos de los que creemos que la cosa no vale la pena!

La mochila del estudiante

Otra causa, más insidiosa, de microtraumatismos es la cartera o la mochila del estudiante. ¡Se ha llegado a esa aberración que consiste en hacer llevar cada día, durante todo el año escolar, cargas de 10 a 12 kilos a niños que pesan apenas unos 30 kilos! ¡Es como si un adulto de 70 kilos debiese llevar a su oficina o a su taller todos los días, a la ida y a la vuelta, una carga de 25 kilos! ¿Quién resistiría semejante tratamiento?

El resultado es fácil de adivinar: aplastamiento de las vértebras; aplastamiento de los discos, sobre todo a la altura sacrolumbar, ya tan frágil; erosión de los cartílagos articulares de las caderas, de la pelvis, de las rodillas y de los pies, etc.

La cartera demasiado pesada es con toda seguridad uno de los mejores proveedores del dolor de espalda. Nunca debería permitirse que el niño lleve cargas que superen el 10% de su peso corporal.

Existen soluciones razonables, mucho menos costosas para las familias y la colectividad, y que evitarían tantos sufrimientos inútiles:

- Se trata de prever un doble juego de libros, uno en la escuela y otro en la casa, de manera que el estudiante no tenga que transportarlos. Pero ese es un problema que excede el marco de este libro.

3. La alimentación

Es el elemento fundamental y, sin embargo, uno de los más desatendidos, en materia de prevención «natural» de los trastornos de la columna vertebral. Todo el mundo sabe que las células que componen nuestro organismo, comenzando por las de los tejidos óseos, dependen muy estrechamente para su desarrollo y su renovación de los aportes nutricionales. Si se trata de los organismos jóvenes del niño y del adolescente, esto resulta más esencial todavía. Por consiguiente, el crecimiento armonioso del cuerpo hasta su pleno desarrollo al final de la adolescencia está condicionado por la alimentación. Esta debe suministrar todos los nutrientes indispensables y no solamente las cantidades energéticas necesarias. Ahora bien, asistimos a un triple fenómeno muy desfavorable:

La evolución de la alimentación y sus consecuencias

1. Los padres han perdido la mayoría de las nociones «instintivas» de dietética de los abuelos; estos se afanaban por confeccionar menús variados, sin excluir ningún tipo de alimento, a fin de cubrir todas las necesidades nutricionales. Los padres de hoy suelen contentarse con una alimentación industrial, insípida, monótona, abarrotada de aditivos químicos y otros colorantes, pobre en sales minerales, oligoelementos y vitaminas (destruidos durante la preparación industrial). Es cierto que las presiones de la vida moderna en nuestras ciudades explican en parte esta evolución desastrosa para la salud de los niños. Pero no puede subestimarse la parte que corresponde a un cierto abandono, por no decir a una cierta renuncia de los padres. Por suerte, los comedores escolares han alcanzado reales progresos en estos últimos años, bajo la influencia benéfica de los médicos y los dietistas.

2. Los niños, por su parte, han dejado de beneficiarse de una educación del gusto, están librados a sus impulsos «culinarios». Se contentan con sucedáneos de alimentos desmedidamente elogiados a lo largo del día por publicidades sugerentes en la televisión alimentos que, es necesario destacarlo, son de una increíble pobreza nutricional.

Se pirran también por esas indigestas preparaciones que constituyen el negocio de la alimentación rápida (*fast-food*), bocadillos que llenan, pero que son de una extraordinaria indigencia nutritiva. He aquí una anécdota auténtica, que sería cómica si no revelase una situación casi dramática. Mientras estábamos de vacaciones en un pequeño puerto de pesca bretón nos encontramos con un incidente insólito: los niños de la escuela primaria local se habían declarado en «huelga de almuerzo» esa misma mañana. Motivo invocado: el pescado que se les había servido, obtenido del mar por sus padres o hermanos mayores, era incomible según los pequeños *gourmets*, porque «¡¡sabía a pescado!!» Ellos habían adquirido (¿o impuesto?) la costumbre de consumir en sus casas esos bastoncitos industriales, fabricados con residuos de «pescados» indeterminados. Ciertamente, ese pescado no sabe a pescado, pero Neptuno no debe reconocer en él a uno de sus súbditos...

3. De una manera más general, los alimentos disponibles en el mercado son cada vez más desnaturalizados, transportados desde muy lejos, sin valor nutritivo apreciable, cuando no son decididamente nocivos.

   Los métodos de crianza y de cultivo de la industria agroalimentaria moderna son las principales causas de esto. Sin hablar del pollo y de la ternera criados con hormonas, de las «vacas locas», se nos anuncia para muy pronto la llegada de alimentos vegetales transformados genéticamente. ¡Nadie sabe dónde se detendrá el «genio humano»!

Los resultados previsibles, y ya constatados en ciertas ciudades americanas «con anticipación», de la combinación de estos tres fenómenos complementarios causan estupefacción.

Las personas sometidas a ese régimen presentan huesos (a tener en cuenta para nuestro tema) anormalmente livianos, quebradizos a partir de los cincuenta años y de poca densidad. Además, ese régimen suele implicar sobrepesos importantes e incluso obesidades patológicas. En esas condiciones, las vértebras, y sobre todo los cuerpos vertebrales, no resisten más a las presiones y se desploman, provocando incapacidades graves.

¿Qué hacer para prevenir una evolución tan catastrófica?

• En primer lugar, hay que comenzar por reequilibrar la alimentación del niño y del adolescente (si es necesario, consulte a un dietista).

• A continuación, esfuércese por preparar, cada día, las comidas con alimentos frescos, provenientes de cultivos o crianzas con métodos sanos y controlados, variados (carnes, pescados, lácteos, hortalizas, frutas frescas consumidas tal cual, sin cocer, etc.). Por consejo del pediatra, podría complementar la dieta con aportes de vitaminas (sobre todo A y D) y sales minerales (calcio, fósforo, magnesio, hierro, zinc y silicio, principalmente). No olvide que la exposición de la piel a los rayos del sol (no confundir con el bronceado) favorece la síntesis natural de la vitamina D por el organismo.

• Por otra parte, nunca es demasiado tarde para rectificar una tendencia nociva en un joven: los padres deben oponer un rechazo afectuoso y siempre explicado a los deseos del niño en materia alimenticia; hay que acostumbrarlo muy temprano a comer de todo, y a ingerir alimentos naturales y sanos, dándole el ejemplo, por supuesto.

Dos observaciones importantes para terminar con este punto

A) Debe prestarse especial atención a todo trastorno gastrointestinal del niño o del adolescente (diarrea, estreñimiento, dolores abdominales, etc.). Esos trastornos pueden provocar secundariamente problemas de asimilación: la mucosa intestinal, por una u otra razón que será determinada por el médico, no logra asimilar, es decir, captar, los nutrientes aportados por la alimentación, que son evacuados con las heces. Como resultado de ello se producen, a más o menos corto plazo, carencias de consecuencias temibles, sobre todo en los organismos jóvenes en pleno desarrollo. Por lo tanto, se avisará al pediatra o al médico de familia en cuanto aparezca un problema de esta naturaleza..

B) Con mucha frecuencia se olvida que el crecimiento de los miembros inferiores se realiza de manera alternativa: durante un cierto tiempo, la que se desarrolla es la pierna derecha, mientras que la izquierda permanece en su estado anterior; cuando finaliza la fase de crecimiento de la pierna derecha, la izquierda toma el relevo.

El proceso continúa de esta manera hasta el final del crecimiento donde, en principio, las dos piernas son exactamente de la misma longitud.

Este ajuste alternativo permanente puede ser contrariado en determinadas condiciones (enfermedades gastrointestinales, accidente que provoca la inmovilización de una pierna, etc.). Pero es sobre todo una alimentación demasiado irregular, en cantidades y en calidad nutritivas, la que puede tener consecuencias graves; la irregularidad puede deberse a desórdenes en la vida familiar (mudanzas frecuentes, viajes) o a trastornos del desarrollo afectivo del niño o del adolescente. Todos esos trastornos conducen a veces a la constitución de una pierna verdaderamente corta (una de las piernas no se ha beneficiado de aportes nutricionales suficientes durante su fase de crecimiento y no alcanza el largo de la otra, desarrollada con normalidad). Por lo tanto, ello impone una adaptación equilibrada en el plano alimenticio y, en la medida de lo posible, un marco de vida estable, tanto en el plano afectivo (conviene evitar los choques emocionales) como en el material.

4. Las malas posturas

Digámoslo sin rodeos: en el 95% de los casos, cuando el niño «tiene una mala postura», ¡es porque sus padres también la tienen! El niño reproduce, de manera consciente o inconsciente, los gestos y las posturas de los adultos más cercanos a él afectiva y físicamente.

Por consiguiente, ¡que los padres comiencen por corregirse ellos antes de exigir a su progenie posturas correctas! Dicho esto, una vigilancia algo atenta puede evitar muchos sinsabores. A continuación se incluyen algunos puntos que merecen una atención particular:

Vigile los malos hábitos de sus hijos y corríjalos
En primer lugar, la postura en la mesa de trabajo o del comedor: una postura que siempre debe corregirse en el niño es la que consiste en apoyarse sobre un codo (que descansa sobre la mesa), con el cuerpo inclinado hacia un lado. El busto debe mantenerse derecho, en el eje de la pelvis, pero sin combarse. Sepa que esta mala postura (inclinado sobre un lado) suele explicarse por un mobiliario mal adaptado al niño:

- Un asiento demasiado alto o demasiado bajo.
- Una mesa de una altura desproporcionada en relación con su tamaño.
- Una base del asiento desequilibrada (es el caso de las sillas «hundidas» o de aquellas donde los pies quedan a alturas desiguales); el añadido de cojines para elevar el asiento de la silla puede ocasionar los mismos inconvenientes: cojines demasiado blandos o aplanados de un lado y abultados del otro, etc., que obligan al niño a «compensar» el desequilibrio.

Esos detalles materiales pueden parecer secundarios, pero no lo son en absoluto; este tipo de mala postura llamada «de adaptación» provoca, a la larga, un desarrollo asimétrico de la musculatura profunda de la columna: los pequeños músculos directamente unidos a las vértebras se hipertrofian de un lado y se debilitan del otro, lo que genera un desequilibrio general de toda la estática vertebral.

- Un consejo: consulte a la maestra para saber qué postura adopta el niño en la escuela y revise el mobiliario sobre el que trabaja. Si le parece inadecuado, junto con otros paredes diríjase a la directora, si es necesario, para solicitar la instalación de un mobiliario más adecuado.

- Si el mobiliario de su casa y de la escuela es adecuado y, sin embargo, su hijo se sienta con mucha frecuencia inclinándose hacia un lado, entonces hay que consultar... a un oculista y/o a un otorrinolaringólogo. En efecto, ¡este tipo de mala postura suele ser provocada por una anomalía unilateral de la vista y/o del oído! El niño puede ser miope de un ojo, y más o menos sordo de un oído.

El niño ante el televisor

Esta es otra actitud que conviene combatir sin tregua: la del niño que mira la televisión, acostado sobre el vientre, encima de la moqueta o de la alfombra del salón, en ocasiones apoyado sobre los dos codos, con la cabeza descansando en las manos, a veces dejándose caer de lado, o adoptando otras posiciones igualmente peligrosas. ¡De esa manera somete a un verdadero suplicio a su columna vertebral!

- Exíjale con firmeza que se instale correctamente sobre un asiento cómodo, a la altura adecuada. Las sesiones delante de la pequeña pantalla no deberían superar nunca los tres cuartos de hora para un niño pequeño (menos de 10 años). Se podrá ser un poco más laxo con el adolescente. Así le evitará, y se evitará, muchas preocupaciones y noches agitadas debidas a los dolores de espalda. O peor aún.

Una mala postura, frecuente en los jóvenes

Existe una forma de «mala postura general», bastante extendida entre los niños de más de 10 años y entre los adolescentes, que los especialistas llaman actitud o hábito asténico. Es una postura muy característica (que recuerda a la silueta de Gastan Lagaffe, el célebre personaje de dibujos animados): el sujeto es hipotónico, linfático, poco musculado, longilíneo; adopta una posición de flexión de las rodillas y de las caderas, un vencimiento hacia adelante de los hombros (hombros caídos y más o menos proyectados hacia adelante, tórax hundido), la región sacrolumbar muy hundida (hiperlordosis), la parte superior de la espalda arqueada (hipercifosis dorsal), los codos separados del cuerpo (hiperlordosis cervical).

Esta postura, que puede ocasionar serios problemas vertebrales si no se le pone remedio, es fácil de corregir:

• Gimnasia especializada, kinesioterapia, musculación suave, remineralización de larga duración, apoyo psicológico (el niño suele presentar una actitud negativa ante la vida y no parece interesarse mucho por lo que pasa a su alrededor).

La pubertad en la niña

Por último, examinemos un momento particularmente delicado para el desarrollo vertebral: el paso de la infancia a la pubertad en la niña. Las transformaciones morfológicas (comienzan a aparecer los caracteres sexuales secundarios) van acompañadas de bruscos estirones de crecimiento.

Esos cambios se traducen en una fragilidad psicológica importante, que es imprescindible apoyar: los padres deben rodear a la niña de un afecto más explícito y, si es necesario, recurrir a un psicólogo especializado con quien colaborarán estrechamente.

En efecto, en el curso de este difícil pasaje con mucha frecuencia una discreta escoliosis inofensiva puede empezar a convertirse en algo mucho más grave (véase más adelante).

Por otra parte, la pequeña adolescente tiene tendencia a redondear los hombros en una actitud típica, creyendo que mediante esa estrategia ocultará sus senos nacientes que le dan ya un aire de jovencita. Si no mantiene la espalda recta corre el riesgo de adquirir la costumbre de una postura qe repliegue que conduce a una hipercifosis dorsal y, más tarde, a una joroba de bisonte. También en este caso el apoyo afectivo familiar y/o psicológico reconducirá rápidamente las cosas, si no se tarda en actuar.

- Son aconsejables los ejercicios de corrección: estiramientos de los ligamentos vertebrales y de los músculos que unen el isquión con la pierna, tonificación de los músculos erectores del raquis. La práctica de la danza clásica es un excelente modo de remediar o incluso de prevenir esos trastornos, sobre todo si la niña ha comenzado el entrenamiento hacia los 5-6 años.

Las principales afecciones vertebrales que pueden prevenirse en el niño y en el adolescente

Ciertas afecciones vertebrales aparecen muy temprano en la vida y pueden convertirse en verdaderos calvarios en la edad adulta. Pero si son detectadas y tratadas precoz y adecuadamente por un especialista, más del 98% de ellas no dejan ninguna secuela una vez finalizado el crecimiento. Las principales son:

1. La escoliosis

Hasta hace poco tiempo era el terror de las familias y no sin razón.

¿Cómo detectarla?

En primer lugar, recordemos qué es la escoliosis. La escoliosis es una desviación lateral, más o menos pronunciada, de la columna vertebral. Por lo general, cuando se observa la espalda de una persona situándose detrás de ella, se ve que la espina dorsal forma una línea recta, desde las vértebras cervicales hasta el surco de los glúteos. Hay escoliosis cuando esta línea no es recta y se encuentra desplazada hacia la derecha o hacia la izquierda del eje dorsal.

Cuanto más importante es el ángulo de la columna dorsal en relación con el «zócalo» que es el centro de la pelvis, más grave es la situación. En efecto, esta desviación es anormal y ocasiona desórdenes en todos los niveles de la arquitectura vertebral, con consecuencias más o menos graves según la importancia del ángulo de desviación.

Pero esto no es tan simple...
Según esta definición, podría creerse que cualquiera puede detectar una escoliosis. Esto no es cierto; al contrario, se trata de una afección difícil de detectar, mucho más en la medida en que es totalmente indolora.

Para los padres las únicas indicaciones, de una fiabilidad muy aleatoria después de todo, son subjetivas: la impresión de que el niño tiene un hombro más alto que el otro, de que una cadera parece más pronunciada que la otra, o de que la falda o el vestido de la niña «caen» más de un lado que del otro. Sin embargo, en presencia de tales signos es indispensable la consulta a un especialista, aunque sea para tranquilizarse. El médico puede detectar la anomalía en el curso de una simple auscultación mediante pruebas apropiadas, antes incluso de ordenar radiografías. Por lo tanto, ante la duda, la consulta médica resulta imperiosa:

Las dos formas de la escoliosis
Por otra parte, es necesario saber que existen dos formas de escoliosis:

- La primera o «falsa escoliosis» se denomina actitud escoliótica.
- La segunda, la «verdadera escoliosis», se llama escoliosis estructural.

La falsa escoliosis o actitud escoliótica
La actitud escoliótica representa la inmensa mayoría de las «escoliosis». Es provocada:

1. Por las malas posturas adoptadas por el niño durante un tiempo prolongado; de ahí el interés por corregirlas sin demora, como se indicó anteriormente.
2. Por un déficit (hipotonía, o hiperlaxia o aflojamiento) de la musculatura vertebral profunda.

La actitud escoliótica no provoca deformaciones de las vértebras: lo que resulta perturbado es su apilamiento. Sin embargo, si no se restablece un apilamiento vertebral correcto no dejarán de sobrevenir desórdenes secundarios, que pueden provocar trastornos serios. De ahí la necesidad imperiosa de realizar las correcciones indispensables durante la infancia o la adolescencia, antes de que la anomalía se instale de manera duradera.

Ahora bien, hay que destacar que el 100% de las actitudes escolióticas tratadas precozmente y con medios terapéuticos apropiados no dejan ninguna huella en la edad adulta.

La verdadera escoliosis o escoliosis estructural
Por el contrario, la verdadera escoliosis o escoliosis estructural, felizmente mucho menos frecuente que la anterior, es más grave. En este caso, las vértebras se deforman y sufren una rotación, lo que provoca un trastorno profundo de toda la arquitectura de la columna, incluidas las curvaturas fisiológicas.

Afecta sobre todo a las niñas (el 80% de los casos) y es una dolencia evolutiva, es decir, que, en ausencia de un tratamiento adecuado, se agravará de modo irremediable y peligroso con el tiempo: puede ocasionar un desfavorecimiento estético de la silueta y, sobre todo, serios trastornos cardíacos y/o respiratorios.

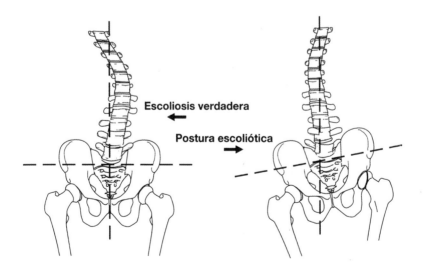

Escoliosis verdadera
←
Postura escoliótica
→

Por lo tanto, se trata de una enfermedad grave que hay que tener en cuenta de manera imperiosa lo antes posible, lo que justifica ampliamente un examen semestral de la columna del niño por un especialista.

La escoliosis estructural plantea un verdadero problema médico: sólo en el 20% de los casos se descubre una causa objetiva de la enfermedad; ¡para el 80% restante nadie está en condiciones de dar una etiología racional!

Las causas conocidas son:

- Malformaciones congénitas (pie plano unilateral, verdadera pierna corta, rodillas asimétricas, luxación congénita de la cadera, etc.).
- Secuelas de la parálisis de ciertos músculos vertebrales (como en la poliomielitis).
- Lesiones diversas de elementos vertebrales, en concomitancia con diversas afecciones.

La gravedad de la escoliosis estructural varía con la edad del niño.

- En el lactante, en quien también se da, la evolución espontánea es muy favorable, sin ninguna secuela ulterior.
- La forma más perniciosa es la que aparece en el niño de menos de cuatro años: si el 20% de los casos se curan espontáneamente en esta edad, la gran mayoría evoluciona agravándose, en ausencia de un tratamiento riguroso. La desviación de la columna puede alcanzar ángulos sumamente importantes, tanto más difíciles de corregir cuanto más se tarda en tratar al niño. De ahí la absoluta necesidad de un control al menos bianual de la columna de los niños entre los dos y los cuatro años, aunque no sea perceptible ningún signo inquietante.
- Cuando la afección aparece después de la edad de cuatro años y hasta la pubertad, el pronóstico es menos serio

que el anterior; pero los riesgos de agravamiento siguen siendo elevados, en ausencia de cuidados intensivos especializados.

- Entre la pubertad y el fin del crecimiento se encuentran formas mucho menos serias, sobre todo en las niñas. Los tratamientos son menos pesados.

La escoliosis estructural compete al especialista
El tratamiento de la escoliosis estructural compete siempre al especialista. A fin de que los padres puedan asumir todas sus responsabilidades, debemos señalar dos puntos esenciales:

- Este tratamiento es siempre largo, difícil y a veces muy penoso para el niño. Cuanto más se tarde en alertar al médico, más sufrirá el niño.
- En los casos menos serios, por lo menos habrá que recurrir a una reeducación intensiva cotidiana.
- En las formas bastante graves, resultará indispensable llevar un corsé enyesado o un corsé ortopédico (tipo Milwaukee, por ejemplo).
- Por último, en los casos más serios, sólo la cirugía podrá mejorar la situación.
- Sin embargo, a pesar de las molestias tan pesadas que acabamos de mencionar, el tratamiento es absolutamente necesario, teniendo en cuenta los riesgos vitales que una escoliosis estructural poco o mal tratada plantea para el futuro del niño.

2. La hiperlordosis lumbar

La hiperlordosis lumbar del niño es un trastorno relativamente frecuente.

Afecta más a las niñas
En efecto, afecta con más frecuencia a las niñas que a los chicos y es la consecuencia de un hábito de malas posturas.

No obstante, en la niña se explica en principio por la debilidad relativa de la musculatura femenina, en particular la de la faja abdominal. Además, la niña «se mueve» menos que el niño; practica pocas actividades deportivas. Y puesto que está condenada a cargar con carteras tan pesadas como las de sus camaradas masculinos, la hiperlordosis es claramente más acentuada en ella.

Esta anomalía de la curvatura lumbosacra no es suficientemente tenida en cuenta, ni siquiera por la medicina escolar. Sin embargo, las consecuencias, sin ser dramáticas, pueden provocar molestias o incluso a veces ocasionar trastornos serios: embarazos difíciles, ptosis (o caída) de ciertos órganos abdominales, desgaste de los discos intervertebrales que predispone a una artrosis prematura, fragilidad ósea del segmento lumbosacro en el momento de la menopausia, etc.

Una intervención rápida la corrige fácilmente
Sin embargo, esta forma de hiperlordosis puede corregirse con facilidad si se interviene precozmente. Basta que la niña practique algunos deportes que comprendan estiramientos, como el baloncesto o la natación, o también la danza.

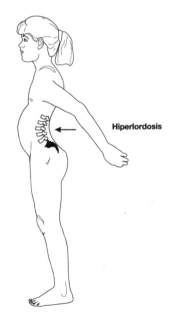

Hiperlordosis

La kinesioterapia da excelentes resultados, a condición de que tenga un seguimiento regular hasta el final del crecimiento.

3. La hipercifosis

La hipercifosis o «espalda redonda» es igualmente un problema frecuente en el niño y el adolescente.

Suele ser de origen postural
En la gran mayoría de los casos, es de origen postural:

- El niño trabaja en la escuela o en casa sobre un mobiliario inadecuado (silla demasiada alta en relación con el plano de la mesa, lo que le obliga a inclinar la cabeza durante horas).
- Cartera demasiado pesada, que provoca una hiperlordosis lumbar y una hipercifosis de compensación, etc.

Hipercifosis «púdica»
Destaquemos una forma de hipercifosis que podría llamarse «hipercifosis púdica», propia de la niña y que sobreviene en el momento de la pubertad (la niña hunde el pecho para disimular sus senos nacientes, como ya lo hemos señalado anteriormente).

La hipercifosis juvenil
Una forma muy particular de hipercifosis juvenil es provocada por la enfermedad de Scheuermafm, llamada también distrofia raquídea de crecimiento.

Por razones todavía misteriosas, en ciertos niños, las placas cartilaginosas que recubren las caras de determinadas vértebras sufren lesiones:

- a veces, pierden su resistencia y favorecen la penetración de fragmentos de tejido discal en el cuerpo vertebral, dando origen a la formación de nódulos o a hernias intraesponjosas;

- otras veces, la placa cartilaginosa se pliega, se comba bajo el efecto de las compresiones discales.

El resultado es la constitución de una cara vertebral descompensada mientras que, normalmente, las partes delantera y posterior de esta cara son de igual altura. Ahora bien, en la enfermedad de Scheuermann la parte posterior está sobreelevada en relación con la delantera. Basta que estén afectadas tres o cuatro vértebras adyacentes para formar un arco redondeado hacia afuera.

Los dolores permiten alertar al médico
Esta forma de hipercifosis provoca dolores, lo que permite alertar al médico bastante precozmente. Por regla general, una reeducación progresiva permite corregir la mayor parte de estas anomalías, sin secuelas.

En algunos casos, bastante raros, el tratamiento implica el uso de un corsé enyesado. En casos muy excepcionales se recurre a la cirugía, cuando la «espalda redonda» tiene verdaderamente el aspecto de una joroba.

4. La espondilolisis

Es una afección que aparece bastante pronto: hacia la edad de siete u ocho años.

Características
Se caracteriza por una fisura o incluso una rotura del istmo articular que une el arco anterior con el arco posterior de una vértebra (véase en la primera parte de este libro). Está en relación con un desequilibrio general de la columna que se manifiesta en forma de una hiperlordosis.

Los afectados por esta dolencia son sobre todo los muchachos que practican intensivamente ciertos deportes (en particular la lucha, el yudo, la halterofilia y el submarinismo).

La afección se descubre en el curso de una lumbalgia muy dolorosa, por medio de una radiografía o, mejor aún, de una centellografía.

Para tratarla hay que reducir la práctica del deporte
Debe emprenderse sin demora un tratamiento apropiado, con mayor frecuencia asociado a una renuncia o al menos a una moderación de la actividad deportiva en cuestión. Mal tratada, una espondilolisis evoluciona hacia una espondilolistesis (deslizamiento hacia adelante de la quinta vértebra lumbar), y más excepcionalmente hacia una espondiloptosis (deslizamiento completo de la quinta lumbar, que se encuentra casi delante del sacro).

Consejos para una espalda bien construida

Nos hemos detenido intencionadamente en los problemas de espalda del niño y del adolescente. La razón, evidente, salta a la vista: ¡la espalda se «construye» en la infancia y en la adolescencia! Si la construcción es defectuosa, no hay ninguna duda de que a la edad adulta los efectos de las negligencias acumuladas se harán sentir con crueldad. Por el contrario, una construcción bien sólida, bien estructurada, constituye un capital precioso gracias al cual la persona se librará de los riesgos inevitables de la vida. Como suele decirse, «¡pequeñas causas, grandes efectos!». Si se pone interés en vigilar los pequeños gestos cotidianos, las «pupas» poco importantes que aparecen en la infancia y en la adolescencia, pueden prevenirse muchos sinsabores más tarde.

Por último, es necesario saber que casi todos los desórdenes vertebrales del niño y del adolescente, tratados a tiempo, pueden eliminarse de manera definitiva con medios terapéuticos simples, sin ocasionar molestias traumatizantes. Esos medios pueden ser eficaces hasta el final del crecimiento. A partir de esa edad, se corre el riesgo de que el papel del cirujano se vuelva cada vez más preponderante, al menos para las afecciones que resultan del cuadro del dolor de espalda común..., que a veces puede ocultar algo mucho más solapado y que había pasado desapercibido hasta entonces.

La espalda del adulto

El adulto es un antiguo niño y adolescente. Sería inútil recordar este lugar común si no tuviese implicaciones prácticas precisas y fundamentales.

Al llegar a la edad adulta cada uno posee un capital: físico, psíquico e intelectual. Entonces, el problema que se plantea es saber cómo administrar ese capital. Si se pertenece al tipo «dilapidador», uno se encontrará pronto «en la ruina»: incluso antes de los cuarenta, los problemas comienzan a acumularse, y los de la espalda están entre los primeros en aparecer, y a menudo son los más fastidiosos.

«Una mente sana en un cuerpo sano»

¿Quién no conoce en su entorno a hombres o mujeres jóvenes de 30-35 años que no dejan de quejarse todo el año, como si su edad real fuese el doble de la que figura en su documento de identidad? Este tipo de personas envejece prematuramente y muy mal. Pero no pueden más que culparse a sí mismas.

Por el contrario, una gestión prudente ahorrativa del capital asegura una vida alegre y sin mayores problemas (salvo accidente, por supuesto) hasta una edad muy avanzada. Esta gestión pasa por una atención, por un respeto de sí mismo. Basta con un mínimo de prevención y de mantenimiento del cuerpo y de la mente.

Esto es lo que vamos a desarrollar en los dos capítulos siguientes: la espalda en la vida diaria y el programa de mantenimiento preventivo de la espalda. Además, los consejos y ejercicios que figuran en esos capítulos pueden ser de interés y utilidad tanto para el adolescente como para la persona de más de sesenta años: en esos casos bastará con adaptar los programas en función de las posibilidades individuales.

Por lo tanto, remitimos al adulto (de 20 a 60 años) a esos capítulos, pues en su caso no hay dolencia de espalda específica, como existe en el niño, el adolescente y el anciano.

Un caso especial: la mujer menopáusica

La menopausia es un fenómeno natural que ocurre a la mujer un poco antes o un poco después de los cincuenta. Se caracteriza esencialmente por la desaparición más o menos brusca de las reglas y la interrupción de la función ovárica.

Además de ciertos desórdenes neurovegetativos y de las modificaciones morfológicas bien conocidas, la menopausia provoca en determinadas mujeres -en una proporción mal evaluada en el momento actual- un trastorno importante de la asimilación del calcio. De ello resulta una carencia cálcica funcional que se traduce en una pérdida de la sustancia ósea que puede llegar hasta el 50% después de los 60 años. Por consiguiente, los huesos se vuelven muy frágiles y sujetos a fracturas frecuentes y a menudo difícilmente recuperables.

El proceso muy complejo que vincula a la producción hormonal ovárica y la asimilación de calcio sigue siendo en parte misterioso. ¡Lo más sorprendente es que se ha observado un proceso de descalcificación con osteoporosis comparable en los cosmonautas que han efectuado una larga estancia en el espacio!

Tres maneras de prevenir los efectos de la menopausia
Se puede, si no prevenir, al menos limitar sensiblemente los efectos negativos de la menopausia.

La alimentación

- Por un lado, es necesario que la alimentación de la niña, de la adolescente y por último de la mujer joven -sobre todo antes, durante y después de cada embarazo-, sea muy rica en aportes de calcio y de fósforo, de manera que el capital óseo sea lo más elevado posible cuando se acerque la menopausia.
  Los especialistas han observado una incidencia muy importante de la densidad ósea en la aparición de la osteoporosis. Debe saberse que la descalcificación puede comenzar hacia los treinta años (un tercio de las mujeres se ven afectadas por esto, en diversos grados). Por consiguiente, la composición de la alimentación cotidiana exige una atención muy particular.
  Los productos más ricos en calcio (leche y productos lácteos, pescados, legumbres frescas y secas) no figuran entre los que más engordan; por lo tanto, pueden consumirse de

manera razonable sin temor a aumentar de peso. La leche y sus derivados, desprovistos de una gran parte de los lípidos, siguen siendo excelentes como fuente de calcio, y de un costo muy moderado. Si es necesario, también podrá completarse la ración cálcica con productos de venta en las farmacias.

Los tratamientos hormonales

- Por otro lado existen tratamientos hormonales de sustitución que intentan reemplazar la desaparición de la secreción ovárica natural. Estos tratamientos deben ser prescritos siempre por un ginecólogo especializado, de preferencia el mismo que ha seguido a la mujer durante los últimos 10 o 15 años anteriores a la menopausia. La prescripción debe seguirse al pie de la letra.

  Una vez que se toman estas pequeñas precauciones, justificadas por algunos (raros) «patinazos», sólo puede alentarse a todas las mujeres, incluso en ausencia de problemas osteopáticos, a seguir un tratamiento hormonal. Este no sólo favorece considerablemente la asimilación cálcica normal y protege el capital óseo, sino que además tiene propiedades preventivas contra las enfermedades cardiovasculares; regula también la tasa de colesterol.

La actividad física

- Por último, no debe descuidarse la actividad física. Algunos ejercicios simples pero cotidianos permiten a la musculatura, que tiene tendencia a aflojarse, mantenerse en un nivel de tonicidad satisfactorio. Un estudio experimental reciente (diciembre de 1996) realizado por investigadores en Estados Unidos ha dado resultados sorprendentes: ha demostrado que los signos de osteoporosis desaparecen prácticamente en una mujer menopáusica cuando ésta hace una caminata de al menos una hora al día, llevando un capazo en cada mano.

Pero este fenómeno no está explicado científicamente todavía. ¡Por lo tanto, es inútil transformarse en aguatera! Quizá, simplemente podría asimilarse a una forma de actividad física, muy eficaz en este caso. Ello debería alentarla a realizar sus ejercicios (que se describen más adelante) con regularidad y entusiasmo, y sin ningún peligro.

La espalda después de los 60

Es después de los 60 años cuando cada uno de nosotros es o será confrontado a la verdad de su espalda. Como dice el refrán popular: «Quien siembra vientos recoge tempestades».

Si ha cuidado de su espalda durante sus primeros 60 años no tiene nada que temer (salvo accidente).

Si ha sido negligente o perezoso, le esperan algunas contrariedades.

Sin embargo, nunca es demasiado tarde, una vez más: incluso después de los 60 todavía es posible hacer el intento de salvar lo esencial.

Antes de hablar de los principales trastornos y enfermedades de la columna vertebral que nos acechan después de los 60-65 años, examinemos los factores agravantes y la manera de combatirlos lo más eficazmente posible.

Los factores agravantes y los remedios

La alimentación

Con la edad, uno se alimenta de una manera cada vez menos adecuada. Los déficits más nocivos se refieren sobre todo a las sales minerales, los oligoelementos y las vitaminas.

Es indispensable que las necesidades se cubran sobradamente, si es preciso mediante aportes en forma de complementos (por prescripción médica, los «cócteles» de minerales-vitaminas que se venden comúnmente suelen resultar de escasa eficacia, pues son poco o mal asimilados por la mucosa intestinal).

Lo ideal sería:

- Componer menús con alimentos naturales frescos, con predominio de verduras (sobre todo hortalizas, como las ensaladas, las judías, las coles, etc.) y frutas (cítricos, manzanas, uvas, etc.) y de productos lácteos (¡no olvide que tiene grandes necesidades de calcio!). Los quesos frescos y los yogures desnatados, pero no «aligerados», son excelentes desde este punto de vista.
- Reducir sensiblemente el consumo de carnes, de grasas (evitar las grasas de origen animal cocidas), de azúcares (sobre todo los azúcares refinados) y de conservas.
- A menos que se consuma fresca, no cocida, la mantequilla será provechosamente sustituida por el aceite de oliva virgen de primera presión en frío (protege también las arterias).

Es necesario conservar buenos hábitos alimenticios: tres comidas al día, bien equilibradas y tomadas a horas fijas.

Las bebidas

Las personas ancianas suelen descuidar la ingestión de líquidos: es un error, pues un déficit hídrico puede ocasionar problemas renales o urinarios serios.

- Hay que beber al menos de 1,5 a 2 litros de agua ligeramente mineralizada al día, de preferencia fuera de las comidas.
- Las bebidas alcohólicas se desaconsejan (como máximo un vaso de vino en el almuerzo y en la cena).

Vigile su dentadura

Otra cuestión importante, en relación con la alimentación: la dentadura, que suele descuidarse.

Es esencial hacer sustituir todo diente o muela enfermo lo más pronto posible. En última instancia, hasta una prótesis completa será preferible a la ausencia de una gran parte de la dentadura, pues la masticación de los alimentos tiene un papel fisiológico de primera importancia. Al no poder masticar, la persona se verá obligada a tragar los alimentos en forma de papillas o casi líquidos: entonces el estreñimiento es inevitable, y ello tiene repercusiones sobre el estado de la columna vertebral favoreciendo el aflojamiento de los músculos abdominales.

La eliminación de kilos

Por último, ¡es necesario eliminar los kilos superfluos! Es decir, mantener el peso en límites razonables: como máximo un 10% de más en relación con el que se tenía a los 30 años (si ese peso era normal o muy próximo a lo normal en aquella época).

Los kilos de más se acumulan en los repliegues de grasa abdominal, que tienen un doble efecto negativo: ahogar a los músculos de la faja abdominal y llevar la columna vertebral hacia adelante, lo que contrae fuertemente los músculos de la espina dorsal hacia atrás y agrava las artrosis lumbares, en particular.

Muévase, salga, no permanezca aislado

El sedentarismo es otra plaga que amenaza a la columna de la persona anciana. Poca o ninguna actividad física y disminución de las relaciones sociales, debido a las circunstancias. Es cuando uno se acerca a los 60 cuando debe comenzar a preparar esa nueva etapa de la vida en la que habrá que vivir cada vez más a una marcha lenta y en un relativo aislamiento. Es necesario prever nuevos centros de interés: clubes, programas de viajes, etc.

Uno de los peligros cuya nocividad se subestima es el aislamiento social: ahora bien, es una de las causas principales del estrés en la tercera edad, ¡y el estrés termina por formar una suerte de roca de rigidez y de retracciones en la que el cuerpo se encuentra enfermo y la columna vertebral, transformada en una especie de estaca rígida y dolorida!

Y nada de excesos en los años anteriores

A título informativo, recordemos que una persona envejecerá más rápidamente y peor si, en su pasado, ha abusado de ciertas sustancias nocivas o tóxicas como tabaco, alcohol, café, té, drogas (incluidas las pretendidamente «blandas») y medicamentos (sobre todo en los casos de automedicación). A los 60, el organismo se encuentra literalmente sobrecargado de toxinas y de acumulaciones de residuos diversos, que no sólo hacen más lento el metabolismo general, sino que a veces obturan peligrosamente determinados órganos (arterias, venas, hígado, riñones, esfera urogenital, etc.). Entonces, las funciones de asimilación y de eliminación se ven gravemente perturbadas. Es antes, es decir, entre los 20 y los 50 años aproximadamente, cuando es necesario actuar o reaccionar.

Las principales afecciones vertebrales en la tercera edad

La tercera edad es el período de la vida en que el dolor de espalda se presenta más a menudo y en que este dolor con mayor frecuencia es el signo de daños osteopáticos.

A tener en cuenta

A continuación se indica aproximadamente -no existe todavía un estudio epidemiológico sistemático sobre el tema- la manera en que se distribuyen la frecuencia y la naturaleza del dolor de espalda, según las edades:

- Menos del 20% de los niños y adolescentes se quejan, en un momento u otro, de dolores dorsales de toda clase; en el 95% de los casos esos dolores se deben a trastornos de carácter secundario; por lo tanto, sólo el 5% es el signo de una afección osteopática vertebral verdadera, sea cual sea la causa. Ello representa una débil proporción de la población infantil y adolescente general.

- En el adulto activo deben distinguirse dos tramos de edad:
- De los 20 a los 40 años casi el 50% de las personas se quejan de dolor de espalda, que en el 80% de los casos es el

signo de un simple trastorno vertebral menor; pero el 20% de los «enfermos» sufre de un daño de la columna.

- En el tramo de los 40 a los 60 años la proporción de enfermos de la espalda aumenta de forma sensible: aproximadamente dos personas de cada tres se quejan de su espalda. Aquí también la proporción de los dolores de origen menor sigue siendo mayoritaria: aproximadamente del 60 al 70%. Pero los dolores provocados por daños o lesiones, a menudo reversibles, del aparato vertebral ponen de manifiesto la emergencia más frecuente de auténticas patologías osteopáticas.

- En las personas de más de 60 años la proporción de quienes sufren de la espalda aumenta con la edad, al mismo tiempo que disminuye la incidencia de los dolores imputables a los trastornos menores. Dicho de otra manera, con el envejecimiento se ve aumentar el riesgo de verdaderas enfermedades de la columna vertebral. Sin embargo, debe recordarse que incluso más allá de los 80 años casi una persona de cada cuatro no se queja nunca de su espalda, ¡lo que resulta muy reconfortante! Y ese valor podría duplicarse fácilmente en una generación: bastaría con sistematizar los controles y los seguimientos médicos (cosa muy fácil en nuestras sociedades medicalizadas en exceso), y sobre todo con promover una política de prevención y de mantenimiento individual, pero esto es otra historia, pues no es posible poner un vigilante detrás de cada ciudadano.

En la patología vertebral de la persona anciana se encuentran las grandes afecciones «clásicas» ligadas al envejecimiento, a una mala higiene de vida, al abandono, etc. Las enfermedades llamadas idiopáticas, es decir, de origen desconocido, son sumamente raras.

El envejecimiento muscular

Los tejidos musculares son los elementos orgánicos que están más sujetos al envejecimiento prematuro.

La inactividad

La causa principal de este envejecimiento es la inactividad: cuanto menos se exige a un músculo, más se debilita hasta terminar deteriorándose. Por supuesto, la calidad de la alimentación juega un papel importante, pero es sobre todo la ausencia de ejercicio y de actividad física la responsable de la disminución del volumen, de la masa y de la tonicidad del músculo. Ahora bien, la musculatura juega un doble papel desde el punto de vista de la columna vertebral:

- Por una parte, la masa muscular participa de manera general en la elaboración de los tejidos óseos. Una deficiencia de los tejidos musculares repercute sobre la construcción de los órganos óseos, en particular de las vértebras.
- Por otra, hemos destacado en la primera parte del libro el papel esencial de los músculos vertebrales (profundos y superficiales) y de los músculos abdominales en el mantenimiento y el equilibrio de la columna erguida. Cuando estos músculos se debilitan todo el edificio vertebral se tambalea.

Ahora bien, a una determinada edad la mayoría de la gente reduce considerablemente sus actividades físicas; interrumpe la práctica deportiva, camina cada vez menos. En resumen, limitan sus movimientos con el correr de los años. Al llegar a los 60 su musculatura está reducida a unos haces fláccidos, sin tonicidad.

Las consecuencias para la columna vertebral son importantes: sostenidos muy débilmente, los discos y las articulaciones posteriores se aplastan, ¡provocando desgaste prematuro y dolores!

Una proporción nada despreciable de los dolores de espalda de la persona anciana no tiene otra causa. Lo peor es que se entra fácilmente en un círculo vicioso: al sufrir de la espalda por debilidad muscular, la persona reduce todavía un poco más sus actividades físicas; de ello resulta un cansancio excesivo que incita a practicar la política del menor esfuerzo. Al hacer esto se condena a los músculos a una mayor inercia, lo que acelera su deterioro, que a veces llega hasta la atrofia muscular.

La única solución

Hay un solo tratamiento para este mal: continuar en actividad, haciendo ejercicio físico siempre. No hay que detenerse nunca, pero deben graduarse y moderarse los esfuerzos.

• Para una persona de más de 60 años basta con 10 o 15 minutos de ejercicios diarios para mantener la musculatura casi correctamente. Por supuesto, a esos ejercicios se añadirá un poco de caminata (de 45 minutos a 1 hora o más), natación y bicicleta (salvo contraindicación médica).

La osteoporosis

Ya hemos hablado de ella en varias partes dr este libro. Es la enfermedad osteopática por excelencia de la vejez.

La influencia de los sexos

Recordemos que se trata de una desmineralización de los huesos que los vuelve frágiles y quebradizos. La causa de esta desmineralización es diferente según el sexo:

• En la mujer, con mayor frecuencia se debe a una deficiencia en la asimilación del calcio como resultado de la interrupción de la función ovárica {que puede remediarse mediante un tratamiento hormonal adecuado, como hemos indicado anteriormente).
• En el hombre, la osteoporosis resulta casi siempre de una carencia de calcio (aportes alimenticios insuficientes); de ahí la

gran importancia del equilibrio alimenticio y sobre todo del aporte cálcico para el sujeto masculino de más de 60 años.

Estos dos datos explican por qué la osteoporosis senil aparece mucho más precozmente en la mujer que en el hombre. La mujer posee, intrínsecamente, un capital óseo menos importante en volumen y en densidad. Esa es la razón por la cual, a menos que se siga un tratamiento hormonal de sustitución, pronto empezará a gastarse ese capital, puesto que asimila mal o no asimila el calcio (entre los 50 y los 55 años como media). Por el contrario, el capital óseo del hombre es claramente más consistente. Incluso con débiles aportes de calcio, la carencia no juega de inmediato su papel patológico. Por lo tanto, tardará más tiempo en gastarse su capital antes de alcanzar la cota de alerta.

Recordemos que el conjunto de los tejidos óseos del organismo humano se renueva íntegramente cada 10 años (¡de esta manera, en todo momento de nuestra vida nuestro hueso más viejo no tiene nunca más de 10 años de edad!). Ello explica que la osteoporosis masculina aparezca con mayor frecuencia después de los 70-75 años, mientras que una mujer de 60-65 años puede presentar sus síntomas.

Las fracturas del cuello del fémur
La osteoporosis es responsable indirectamente de las fracturas del cuello del fémur (dos veces más frecuente en la mujer que en el hombre, sea cual sea la edad). Relativamente poco dolorosa, la fractura del cuello del fémur no resulta menos temible. Obliga al enfermo a permanecer acostado durante meses. Ahora bien, esta inmovilización tiene una repercusión desastrosa sobre la musculatura, que se «consume» literalmente. Como a esas edades avanzadas la reeducación muscular da resultados como mínimo modestos, se entra en una especie de círculo vicioso.

• Se han efectuado, con cierto éxito, ensayos de implantación de prótesis. Pero una intervención quirúrgica bastante seria en una persona de más de 80 años es siempre una operación de alto riesgo. Por lo tanto, la prevención sigue siendo la mejor salida en el momento actual, al mismo tiempo que una supervisión médica regular (radiografías) a fin de detectar la afección lo más precozmente posible. El médico prescribirá, en función del estado preciso de la persona, medicamentos y sobre todo consejos para la actividad cotidiana, que convendrá seguir muy atentamente.

Las fracturas-aplastamientos de vértebras
Otra consecuencia de la osteoporosis, ésta mucho más dolorosa, es el riesgo de fracturas-aplastamientos de vértebras. La fractura-aplastamiento es un hundimiento parcial de una sección de la vértebra, que sobreviene en los casos extremos al menor esfuerzo, a menudo sin caída. La médula espinal y los nervios raquídeos nunca resultan afectados, lo cual limita los daños. Pero los dolores son muy intensos y pueden durar (demasiado) mucho tiempo.

- El único tratamiento en el momento actual es el reposo completo en la posición acostada y analgésicos potentes. En una segunda fase, se recomienda la reeducación en piscina.

La artrosis

Es el destino habitual de la tercera edad. Considerada como una afección degenerativa (aunque ese calificativo inquietante no sea totalmente adecuado en este caso preciso), la artrosis de la columna vertebral se tolera mucho mejor que la de las rodillas o de las caderas.

¿Cómo se manifiesta?
Poco o nada dolorosa la mayor parte del tiempo, puede manifestarse brutalmente en ocasión de episodios inflamatorios, con más frecuencia localizados en la región cervicobraquial o lumbosacra, con irradiación hacia los miembros superiores o inferiores.

Con mayor frecuencia, provoca «bloqueos» pasajeros, pero dolorosos, de tal o cual segmento de la columna.

Mucho más raramente, puede ser la causa de un estrechamiento del canal medular del raquis.

- El tratamiento habitual consiste en analgésicos y antiinflamatorios (siempre bajo prescripción médica).

El estrechamiento del canal medular

El canal medular del raquis es ese largo agujero o tubo formado por los orificios de las vértebras apiladas unas sobre otras. Es el «alojamiento» de la médula espinal, cuyas ramificaciones, los nervios raquídeos, salen por los agujeros de unión, a derecha y a izquierda de cada vértebra.

El diámetro del canal varía según los individuos: unos nacen con un canal grande, otros, con un canal estrecho. Por lo general, el diámetro se mantiene constante toda la vida. Pero puede sufrir en ciertos lugares un estrechamiento patológico, provocado ya sea por protuberancias óseas de carácter artrósico, ya sea por alteraciones de las articulaciones vertebrales posteriores, o incluso por el pandeo de discos degenerados y calcificados.

Este estrechamiento local comprime más o menos a la médula, lo que a veces provoca dolores intensos, comparables a los de una ciática o de una cruralgia, con las que suele confundírsele.

El diagnóstico es delicado y exige medios exploratorios sofisticados (escáner, IRM). Los riesgos de confusión con otras afecciones de sintomatología comparable son elevados, incluso para médicos con experiencia. En presencia de neuralgias cervicobraquiales, de ciática o de cruralgia recidivantes, se impone la consulta a un especialista.

Cómo eliminar los riesgos cotidianos

Hemos visto que las verdaderas enfermedades de la columna vertebral, las que deben recibir un tratamiento especializado médico, quirúrgico, kinesioterapéutico, reeducativo, etc., constituyen una débil proporción de los «dolores de espalda».

Estos, en su gran mayoría, resultan de simples trastornos vertebrales menores, pero que no por ello dejan de ser menos dolorosos, e incluso incapacitantes (un lumbago o un tortícolis agudos pueden impedir toda actividad profesional). Ahora bien, esos trastornos menores siempre se producen después de gestos, posturas, movimientos torpes o inapropiados, o incluso exagerados.

Por lo tanto, ello quiere decir que si prestásemos un poco de atención a nuestro comportamiento, si conociésemos los gestos o movimientos potencialmente peligrosos, eliminaríamos más del 90% de los riesgos de hacernos mal en la espalda.

Este es precisamente el objetivo de este capítulo: enseñarle a evitar los malos movimientos, a desbaratar las trampas que le acechan en cada instante de la vida cotidiana. Ello concierne absolutamente a todos los aspectos de la actividad normal de un individuo: sueño, trabajo, viaje, deportes, ocio, etc., incluso los gestos más anodinos como el de levantar una maleta, atarse los cordones de los zapatos o subir una escalera.

Vamos a pasar revista a las situaciones más comunes que comportan riesgos para su espalda. Y cada vez que ello sea posible, un esquema o una figura ilustrarán el «buen» y el «mal» gesto o movimiento. A cada lector le corresponde corregir, según el caso, su comportamiento habitual.

El sueño y la cama

Como media, una persona pasa un tercio de su vida en la cama. Ello indica la importancia crucial de la calidad del sueño y del mobiliario (cama y otros accesorios) que la condiciona en gran parte. Ahora bien, la mayoría de la gente descuida este aspecto de la vida cotidiana, al que considera secundario e incluso sin importancia.

Sin embargo, el buen estado de la columna vertebral depende, en gran medida, de la calidad del sueño y de los elementos materiales anexos. En efecto, es durante el sueño cuando los músculos, y particularmente los más solicitados en el curso de la jornada, es decir, los de la espalda, se relajan profundamente cuando se efectúa la rehidratación de los discos vertebrales, cuando la columna vertebral reconstituye su tonicidad y su elasticidad. Ello demuestra hasta qué punto este factor es primordial.

Un mal sueño ocasiona siempre un mal estado de la espalda: uno se despierta lleno de agujetas, de mal humor. Asimismo, si debe hacer una elección, por razones económicas principalmente, entre una decoración costosa del apartamento que «deslumbrará» a sus amigos o invitados, y una cama cuyos únicos beneficiarios serían usted y los suyos, no dude un instante: su salud y la de sus familiares importan mucho más que la valoración pasajera de los demás sobre este aspecto de las cosas. Invertir en una cama de excelente calidad es una imposición inestimable.

¿Cómo puede ser perturbado su sueño?

Ahora examinemos un poco más en detalle el problema del sueño. Todos los médicos, e incluso el simple sentido común, se lo dirán: el sueño es tan vital como la alimentación, la hidratación, etc. Su perturbación tiene siempre una repercusión negativa sobre el estado general, físico y psíquico.

Las causas de perturbación son numerosas:

- unas son de carácter orgánico o psicológico;
- otras están ligadas al entorno físico.

Perturbaciones orgánicas y psicológicas

Nuestro sueño puede ser perturbado o agitado con motivo de ciertos acontecimientos: desórdenes afectivos, disgustos profesionales, acceso de estrés pasajero, a veces fiebre, gripe o resfriado. En todos esos casos relativamente benignos se recupera un sueño normal después de algunos días, una semana a lo sumo.

Si el trastorno y, sobre todo, la pérdida del sueño persisten más tiempo:

* Se recomienda consultar al médico de cabecera en un primer momento. En efecto, la causa del trastorno puede ser una enfermedad o el comienzo de una enfermedad de la que no tiene conciencia; a veces, un acceso de estrés que se esfuerza por combatir vanamente solo, con armas desiguales.

* El médico indicará el camino a seguir, prescribirá eventualmente un hipnótico ligero o solicitará exámenes complementarios apropiados.

* Pero en todos los casos es absolutamente necesario abstenerse de tomar por su cuenta un «somnífero», por ejemplo el que han prescrito a un miembro de su familia o a uno de sus amigos, pues los medicamentos de ese tipo nunca son anodinos, y su consumo intempestivo, fuera de un control médico estricto, puede tener consecuencias graves: adicción, efectos secundarios imprevisibles e incluso intoxicación.

Perturbaciones vinculadas al entorno físico

El ruido

Entre los factores medioambientales del trastorno del sueño, el ruido ocupa un lugar aparte. Suele ser muy difícil hacer que cese la fuente de molestia (vecindario ruidoso, carretera de mucha circulación al pie del inmueble, etc.).

* Le recomendamos informarse, estudiar bien la situación del alojamiento que va a ocupar antes de firmar un contrato de alquiler o, algo más serio, el acta de adquisición

notarial. Después, la trampa se cierra y tendrá que gastar mucha energía, tiempo y dinero para salir de ella.

La temperatura

El frío y el calor también son responsables de muchas noches de sueño incómodo. Pero al menos encontrar remedio a esto sólo depende de usted.

- La temperatura ideal de un dormitorio se sitúa entre los 18 y los 20°, según sea usted más o menos friolero. Es mejor añadir una manta suplementaria que regular el termostato del radiador a 22°: el aire ambiente sobrecalentado perturba el ritmo respiratorio lento en fase de sueño.

- A la inversa, una temperatura demasiado baja obliga al organismo a reaccionar, especialmente mediante escalofríos: entonces se encuentra perturbada la indispensable relajación muscular.

La cama

Aquí llegamos a lo esencial: la cama. Un verdadero rompecabezas; ¡la cuadratura del círculo!

A priori, todo parece muy simple: una buena cama es una cama que es a la vez dura y suficientemente flexible. Pero las cosas son mucho más complicadas:

- En primer lugar, cada uno tiene una idea personal de la noción de dureza y de flexibilidad.

- A continuación, algunos preferirán privilegiar la flexibilidad a expensas de la dureza; otros, exactamente lo contrario.

- Por último, están los hábitos contraídos desde la infancia, contra los cuales no pueden hacer nada ni el más sublime razonamiento ni la mejor voluntad del mundo. En efecto, hasta una fecha reciente todos los padres consideraban que su primer deber era ofrecer a sus hijos camas blandas, mullidas, «monas», signo de su afecto solícito. Pero los investigadores han demostrado, apoyándose en pruebas imparciales, que esta actitud conduce a catástrofes vertebrales. Evidentemente, lo que se cuestiona no es el amor de los padres, ¡sino los medios que utilizan para manifestarlo!

La importancia del colchón

Acostumbre a sus hijos a dormir en camas duras y flexibles lo más pronto posible. Pero, por supuesto, no se trata de entrenarlos en el oficio de faquir.

- La solución más simple y eficaz consiste en colocar entre el somier y el colchón una plancha de lana o de látex bastante flexible; esta plancha será de contrachapado de 1 centímetro de espesor (no más, para evitar una rigidez demasiado acusada), cuyas dimensiones (largo y ancho) deben ser ligeramente inferiores a las del colchón (habría riesgos de heridas si los bordes de la plancha sobresaliesen).

Un error común

Un error que se comete comúnmente en las familias consiste en dar la cama del hijo mayor al mediano y después al pequeño, y así sucesivamente. Por supuesto, si la cama está en excelente estado no hay ningún inconveniente al respecto. Pero la experiencia muestra que pocas veces es así.

- En primer lugar, a todos los niños les encanta saltar sobre su cama y dar volteretas; en síntesis, la dejan maltrecha; los muelles, cuando el somier es de resortes, suele estar hundidos y el colchón queda abollado. En unos años la cama sólo servirá para tirarla a la basura.

- A continuación, desde un punto de vista psicológico, la cama es para el niño «su» espacio vital inviolable. Se sentirá mucho más cómodo si percibe que es «su» cama y no la antigua cama de su hermana o de su hermano mayor. En efecto, el aspecto simbólico de las cosas tiene una importancia indudable en los niños.

Otro error

Otro error tan frecuente como el anterior afecta a los adolescentes en la fase final de crecimiento. Se ha constatado estadísticamente que el adolescente de hoy mide una media de 7 centímetros más que su abuelo. Pero, ¡raros son los padres -y los fabricantes de camas- que han tenido en cuenta esta evolución!

Se ha mantenido el largo inamovible (válido hace unas décadas) de 1,90 metros como máximo para todas las camas de adultos disponibles normalmente en el mercado. Ahora bien, el aumento de la altura de la actual generación debería hacer que este largo se llevase a 1, 95 metros o, para mayor comodidad, a 2 metros.

En todo caso, es necesario saber que el sueño resulta seriamente perturbado cuando se duerme con los pies sobresaliendo de la cama: su peso ejerce un tirón sobre las pantorrillas y los músculos que vinculan el isquión con la pierna y, por consiguiente, sobre los músculos lumbosacros. ¡La situación no es mucho más favorable si uno se ve obligado a dormir encogido para mantener los pies dentro de la cama!

En resumen, la cama del niño y del adolescente debe:
- ser dura y flexible, desde la edad más temprana;
- no ser nunca demasiado blanda e informe;
- ser siempre personalizada, en la medida de lo posible: a cada niño, su cama;
- tener las dimensiones correspondientes al tamaño; se elegirá una cama más grande a partir de los 4-5 años, para no estar obligado a cambiarla antes de los 12-13 años;
- estar adaptada a la morfología durante el período de crecimiento;

- ser suficientemente larga para los adolescentes muy altos, en la fase final de crecimiento.
- Para los adultos, hay que proscribir las camas blandas, mullidas, que dan la ilusión de comodidad, pero que predisponen a despertares penosos. Esto es particularmente válido para los lumbálgicos crónicos, es decir, las personas que experimentan sensaciones dolorosas crónicas «inexplicables» a la altura de la articulación sacrolumbar, y que no revelan ninguna lesión o malformación cuando se les realizan exámenes y radiografías.

¿Qué cama elegir?

Existen diferentes tipos de camas, cada una de las cuales tiene sus cualidades y sus defectos:

La clásica

La cama compuesta por un somier de muelles y un colchón de lana o de gomaespuma de gran densidad es de lejos la más generalizada; sería perfecta si los muelles del somier no tuviesen la molesta tendencia a vencerse y ceder bastante rápidamente, y el colchón, a deformarse.

La vida útil de una cama como esta no supera los 4 o 5 años, cuando es de buena calidad: entonces hay que sustituirla completamente (no cambiar nunca un solo elemento, somier o colchón, conservando el otro ya viejo).

- Es posible mejorar la comodidad y la vida útil de estas camas colocando una plancha de contrachapado, de las dimensiones adecuadas, entre el somier y el colchón.
- Atención: no haga como ciertas personas que interpretan mal este consejo; colocan la plancha directamente sobre el colchón (!), extendiendo las sábanas y las mantas por encima, y transformándose en faquires a su pesar.

Sepa entonces que un colchón de lana debe ser reacondicionado todos los años o, como máximo, cada 18 meses: hay que sacar toda la lana de la funda, hacerla secar al sol (esto permite de paso combatir los ácaros microscópicos, responsables de muchas alergias), cardarla superficialmente para devolverle un cierto volumen y, por último, volverla a poner dentro de la funda (previamente lavada) repartiéndola bien.

Este trabajo exige una destreza que no todo el mundo posee; por lo tanto, es preferible dirigirse a un artesano colchonero.

La cama de listones flexibles

Constituye un auténtico progreso; asegura una flexibilidad mucho mayor, a la vez que se mantiene dura. En efecto, los listones distribuyen mucho mejor el peso del cuerpo según las partes de éste, evitando las posiciones en tensión por compensación.

- Sin embargo, los listones deben ir montados sobre rótulas y no estar fijados directamente sobre el marco del somier; se tendrá el cuidado de engrasarlas de vez en cuando para que mantengan una buena movilidad.

En este caso, el colchón puede ser de látex bastante flexible. Se observará que muchos adultos, acostumbrados a la clásica cama de muelles, se adaptan mal a la cama con listones. Cada uno debe elegir lo que más le convenga.

La cama de agua

Invención que nos viene de California, esta cama fue considerada como una verdadera revolución al comienzo de su introducción en Europa. ¿Fenómeno de moda? Como siempre, los resultados no estuvieron a la altura de las expectativas.

Recordemos que está constituida por una funda de tela muy resistente y perfectamente estanca que tiene la forma de un colchón tradicional. Se coloca directamente sobre el suelo. Un sistema de calentamiento del agua, provisto de un termostato, permite regular la temperatura de la cama.

En teoría, la cama de agua es ideal, pero las costumbres de unos y otros limitan sensiblemente su atractivo.

Las camas con cambio automático de posición

Por último, nos referiremos a las camas con cambio automático de posición. Estas camas son productos de lujo de grandes resultados, que permiten posiciones perfectamente adaptadas al estado de la columna vertebral. Pero en la actualidad, en razón principalmente de su precio elevado, están reservadas a los servicios hospitalarios especializados que acogen a pacientes con serias enfermedades del raquis, accidentados politraumáticos, cardíacos, etc.

La cama conyugal

La cama conyugal es otro problema a menudo desconocido. En nombre de prejuicios irracionales, la gran mayoría de las parejas opta por la cama única para dos (140 x 190 cm). Se piensa que dormir separados «rompería» la pareja, que la afectividad se resentiría, ¡en síntesis, que sería el comienzo de la separación irremediable!

Sin embargo, nada es más inexacto. Por supuesto, debe tenerse en cuenta el aspecto simbólico de la cuestión. En determinadas circunstancias -uno de los dos cónyuges atraviesa un momento difícil en el plano psicológico, por ejemplo después de la pérdida de su empleo o de otro incidente comparable-, es absolutamente natural y legítimo buscar en el otro confortación, calor, una presencia más efectiva que de costumbre.

Pero desde un punto de vista estrictamente objetivo, las camas gemelas constituyen la mejor solución por razones simplemente mecánicas:

- En primer lugar, la cama para dos, de 140 centímetros de ancho, tiene una base de sustentación demasiado grande: se deforma en el centro, que a veces se hunde considerablemente en relación con los bordes.

- En segundo lugar, los dos cónyuges en ocasiones no son de un peso corporal equivalente: el más liviano de los dos se encuentra «en pendiente» y entonces debe agarrarse al borde de la cama para no caer en el agujero; se pasa la noche en una posición de torsión de la columna vertebral que suele terminar en un lumbago.

- Por último, a lo largo de la noche cada uno puede estar sujeto a sueños o pesadillas, que se traducen en sobresaltos que impiden dormir bien al otro cónyuge.
- Por todas estas razones prácticas, le aconsejamos vivamente adoptar el sistema de las camas gemelas. No sólo dormirán mucho mejor los dos, sino que, además, pondrán de manifiesto un gran respeto mutuo, testimonio de un vínculo afectivo verdadero.

La almohada

La almohada es el accesorio cuya importancia no siempre se valora, sobre todo para la columna cervical. Si se trata de una almohada conyugal, es decir, común a los dos cónyuges, el problema es insoluble: ni uno ni otro pueden desplazarla y colocarla a su conveniencia sin molestar.

De manera general, el agregado de un cuadrante y de una almohada termina por sobreelevar peligrosamente el punto de apoyo de la cabeza, lo que «corta» literalmente la nuca: ¡cuántos tortícolis que se repiten son el precio de esta aberración!

Si se permanece apegado a la cama común conyugal, al menos es necesario que cada uno tenga su cuadrante y su almohada, siendo lo mejor contentarse sólo con esta.

- La almohada debe ser bastante grande, de una altura razonable y sobre todo suficientemente maleable para que pueda adaptarla, doblarla a su manera.
- Una almohada demasiado dura no puede prestarse a esas manipulaciones, necesarias a fin de darle la forma más cómoda para la nuca.
- Existe un tipo de almohada especial llamada nucal: está hecha con un material bastante flexible y duro a la vez (generalmente gomaespuma de alta densidad), siguiendo una

forma que se adapta perfectamente a la curvatura fisiológica de la columna cervical en posición acostada de espaldas o de lado. Esta forma asegura una relajación perfecta de los músculos cervicales, preservando los discos.

* Particularmente recomendada a los artrósicos y a todos los que sufren de la nuca, requiere un cierto tiempo de adaptación (de dos a tres semanas, aproximadamente).

¿En qué posición duerme usted?

¿Hay una posición mejor que las otras para dormir bien? ¡Una pregunta muy amplia que está lejos de encontrar una respuesta unánime, incluso entre los especialistas!

En realidad, la mejor posición es aquella a la cual uno está habituado desde su lejana infancia. Y en la infancia a los padres les resulta prácticamente imposible imponer una posición determinada a sus hijos. Por la noche estos retoman instintivamente la que les conviene y les parece más cómoda.

* Sepa que la posición acostado de espaldas, con la nuca apoyada sobre una almohada bien adaptada, las piernas ligeramente elevadas (se colocará una manta enrollada debajo del colchón, a los pies de la cama), es la que menos maltrata a la columna vertebral.

Pero esta posición no es aceptada de manera espontánea por la mayoría de la gente. Se prefiere dormir sobre el vientre, lo que provoca una torsión más o menos importante de la columna cervical, o incluso «acurrucado (en esta posición se hace sufrir a la articulación lumbosacra, sobre todo si ha perdido su flexibilidad)».

De todas maneras, todos cambiamos de posición varias veces en el curso de la noche; ¡es incluso una de las causas de despertar intempestivo! Por lo tanto, más vale mantener las costumbres, tratando de mejorar la comodidad (eliminar el cuadrante, cambiar de almohada, etc.).

Dormir fuera de casa

La cama fuera del domicilio habitual: hay que distinguir varias situaciones posibles.

En su segunda residencia
Cuando se posee una segunda residencia, la tentación, a la que muchos sucumben, consiste en instalar en ella camas viejas de la residencia principal. Ahora bien, la mayoría de las veces esas camas han dejado de ser utilizables. Creen economizar pero, al hacerlo, estropean sus vacaciones. Su espalda, y la de sus familiares, resultará martirizada. Y se lo recordará dolorosamente cuando retome su trabajo.

Por consiguiente, aprenda a seleccionar bien las prioridades. La soberbia cortadora de césped ultramoderna que tanto ansía podrá esperar dos o tres años sin mayores inconvenientes.

- Invierta más bien en una cama de buena calidad: ¡de esa manera mejorará la calidad de su vida!

En el hotel y en otros lugares
Cuando se trata de hoteles, lugares de vacaciones, etc., es raro encontrar camas de calidad satisfactoria, a menos de alojarse en establecimientos de más de estrellas.

¡Analice la situación después de la primera noche!

- Si se despierta hecho papilla, de modo cortés pero con firmeza pida que le cambien la cama y el colchón.
- Si ello no es posible, exija una plancha que colocará entre el somier y el colchón (cada vez son más numerosos los establecimientos hoteleros que la proponen espontáneamente); si el establecimiento no se muestra comprensivo, más vale colocar el colchón sobre el suelo. ¡Se acostumbrará a ello en dos o tres noches y su espalda se lo agradecerá!

Algunas profesiones obligan a desplazamientos frecuentes y, por lo tanto, a incesantes cambios de cama. Si este es su caso, sepa que puede encontrar en ciertas tiendas de artículos deportivos planchas plegables poco voluminosas, livianas, que no ocuparán mucho espacio en la maleta.

• Pero usted mismo puede construirse esa plancha: bastará con cortar en una lámina de contrachapado de 1 centímetro de espesor tres planchas de 60 por 20 centímetros cada una; para unirlas de manera que formen una plancha rígida de 60 por 60 centímetros (es suficiente para sostener la columna), prevea un sistema de fijación sobre los lados.

Y, por supuesto, no olvide que, en vacaciones, los ejercicios físicos cotidianos y la práctica deportiva, moderada y progresiva, sobre todo la caminata y la natación, son más que nunca indispensables. Pero no fuerce nunca sus actividades, ¡sobre todo si está «oxidado» por meses de inactividad!

Los pequeños gestos cotidianos

Los miles de pequeños gestos que efectuamos cada día son otras tantas ocasiones de maltratar nuestra espalda, incluso de provocar accidentes vertebrales que, por ser «menores», no dejan de ser causa de dolores tenaces. Hay que aprender o reaprender a controlar estos gestos para evitar todo incidente, sobre todo si se tiene un pasado vertebral delicado.

Desde la mañana

El salto de la cama: ¡el peligro al despertar! Ciertas personas pretendidamente «muy activas» o «dinámicas» se levantan con gran estruendo. Está bien si se es relativamente joven, deportivo y sin antecedentes vertebrales. De lo contrario, ojo con el incidente que le hará doblarse en dos de dolor.

En efecto, en el momento del despertar nuestra mente todavía somnolienta evalúa mal los movimientos. Por otra parte, nuestros músculos están entumecidos y responden mal a las órdenes del cerebro. La combinación de esos dos factores produce a menudo falsos movimientos, y a veces caídas.

La peor manera de salir de la cama es la que consiste en poner los pies en el suelo, mientras el tronco permanece acostado: al darse impulso con la zona lumbar para sentarse se realiza entonces una buena torsión de la región sacrolumbar, arriesgándose, si no a un lumbago, por lo menos a un dolor fulgurante que le dejará incapacitado para el resto del día.

- <u>Para salir de la cama con toda seguridad</u>, evite en primer lugar los gestos o movimientos bruscos; levántese con suavidad apoyándose sobre los dos codos, después sobre las manos, a fin de encontrarse sentado en el lecho. Después, gire sobre su asiento, siempre apoyándose en las manos, hasta que pueda sacar las piernas de la cama y ponerlas sobre el suelo. Por último, levántese lentamente, apoyando las dos manos sobre las rodillas.

¿Cuándo hace su cama?

Para algunas personas, la primera tarea doméstica de la jornada es hacer la cama en cuanto han salido de ella. En realidad, esto va en contra de la buena higiene.

- Hay que abrirla y dejar que se airee durante al menos una hora, con la ventana bien abierta, si el tiempo lo permite y a condición de cubrirse adecuadamente (por ejemplo, una bata) según la estación.

De todas maneras, para hacer la cama sin provocar daño a las vértebras hay que arrodillarse y no permanecer de pie con las piernas extendidas.

Los riesgos del cuarto de baño

El aseo y el cuarto de baño son lugares llenos de trampas, sobre todo para los lumbálgicos y los artrósicos. Numerosos gestos y movimientos que se efectúan allí obligan a la columna vertebral a adoptar posiciones en falso: cepillarse los dientes semiinclinado encima del lavabo, maquillarse de pie delante de un espejo, afeitarse, lavarse la cara curvado sobre el lavabo, etc.

Hasta el hecho de levantarse del retrete comporta un riesgo.

- En este último caso, bastaría con empotrar en las paredes, a derecha y a izquierda del retrete, unas asas de las que agarrarse para levantarse.
- Los aseos «a la turca» son todavía más peligrosos para la columna: ¡deben proscribirse!

En el cuarto de baño el peligro suele venir de la mala altura del espejo en relación con el rostro, del lavabo demasiado bajo, de la poca iluminación o del emplazamiento inadecuado de los armarios.

A decir verdad, muy pocos cuartos de baño son realmente funcionales. Es un error porque, por una parte, nos pasamos allí un tiempo apreciable que suele hacer que la experiencia del aseo resulte penosa, y por otra, ciertos gestos o movimientos que estamos obligados a hacer son potencialmente generadores de accidentes vertebrales.

- Recomendamos a las señoras maquillarse cómodamente sentadas delante del tocador, y a los señores, afeitarse con una máquina eléctrica (las afeitadoras mecánicas tradicionales obligan a contorsiones de la columna cervical).

La bañera: un verdadero peligro
Para las personas de una edad avanzada -pero hay que tener en cuenta el estado de cada individuo- la bañera es un verdadero peligro: las caídas con fractura del cuello del fémur o del cóccix son lamentablemente frecuentes. Con piernas que han perdido su flexibilidad, a veces incluso

entorpecidas por la artrosis, saltar el reborde de la bañera para entrar o salir de ella constituye una suerte de proeza funambulesca.

Más vale contentarse con una ducha; existen modelos de duchas provistos de un asiento incorporado (el que permite tomar la ducha sentado) y de asas o barandas que posibilitan sentarse y levantarse con toda tranquilidad; eso limita considerablemente los riesgos.

- Para solicitar ayuda en caso de caída, una campanita, colocada al alcance de la mano delante del baño o de la ducha, puede resultar un instrumento idóneo.
- Los timbres eléctricos están estrictamente prohibidos (riesgos de electrocutación).

El teléfono inalámbrico: un progreso inestimable

La invención del teléfono inalámbrico y del móvil constituye un progreso inestimable, sobre todo para las personas ancianas que viven solas y que podrían necesitar una ayuda urgente.

Ciertos modelos poseen un sistema de memorización de varios números; para obtener una comunicación basta con tocar una sola tecla: no es necesario acordarse de diez números y de marcarlos, sobre todo en esos momentos de gran acceso de estrés, incluso de pánico, en que la memoria ya debilitada por la edad se encuentra bloqueada.

Todas estas precauciones pretenden, sin duda, asegurar una relativa autonomía el mayor tiempo posible a las personas ancianas en las que el aspecto psicológico (especialmente, el sentimiento de independencia) ocupa un lugar esencial en la vida cotidiana.

Vestirse y calzarse

Vestirse y calzarse: ¡otras circunstancias cotidianas enemigas de la espalda!

- Para vestirse, la mejor solución es dejar toda la ropa que uno va a ponerse sobre una silla justo al lado de la cama; uno se sienta en el borde de ésta y comienza a ponérselas en esa posición, sin tener que inclinarse ni romperse la espalda.

- Lo mismo para las medias y los zapatos: se colocará un pie después del otro sobre uno de los barrotes laterales de la silla o mejor aún sobre un taburete.

- Lo que hay que evitar es vestirse y calzarse permaneciendo de pie, con las piernas tensas. Lo peor es atarse los zapatos en esta postura, lo que obliga a doblarse en dos: ¡la presión que se ejerce entonces sobre las vértebras lumbosacras es de varios cientos de kilos! Si se multiplica esa cifra por 365 (uno se calza todos los días), se llega a pesos extravagantes. Después de todo, se puede estar seguro de que, antes de los 50 años, la artrosis (por desgaste) habrá hecho estragos, cuando no es una hernia discal la que amenaza.

- Los zapatos de tacón alto constituyen el otro enemigo íntimo de la columna sacrolumbar: obligan a adoptar una actitud de hiperlordosis lumbar (curvatura exagerada), con todas las consecuencias que ella implica. Lo peor es que la costumbre de llevar tales zapatos se corrige muy difícilmente. Si se cambia de zapatos después de decenios de deformaciones, la columna se opone a la nueva postura lumbar, ¡y ésa es la causa de los dolores incesantes!

- Los zapatos planos tampoco son recomendables. Lo ideal sería que cada niño, hacia la edad de 6-8 años, fuese examinado por un ortopedista que determinara la altura y la forma de los zapatos que mejor se adapten a cada caso. Un segundo examen se efectuará al final del crecimiento, cuando el esqueleto haya adquirido su morfología definitiva.

- Observación: las ropas ajustadas (sobre todo los pantalones) son auténticos verdugos de la columna vertebral. Para ponérselas se está obligado a dar varios tirones de la región lumbar, que son otros tantos microtraumatismos cuya repetición termina por provocar microfisuras de los cartílagos articulares y, por consiguiente, un envejecimiento prematuro.

Así pues, póngase ropas amplias; además, con ello también ganará la estética.

Los trabajos domésticos

Los trabajos domésticos y las tareas de la casa son causas frecuentes de trastornos vertebrales menores, que pueden evitarse tomando algunas precauciones simples y de sentido común. Por ejemplo:

- Para la preparación de las comidas -limpiar verduras y frutas, batir huevos, preparar la masa para una tarta, etc.-, siempre hay que sentarse a una mesa y nunca trabajar de pie, inclinado delante del plano de trabajo que, en general, está demasiado bajo. Si es necesario, coloque un cojín sobre el asiento y esfuércese por mantener la espalda normalmente recta, sin curvatura.

El mobiliario
La mesa y las sillas del comedor forman parte del mobiliario que con mucha frecuencia se desatiende. Se prefiere comprar elementos «de relumbrón», en detrimento de un material bien sólido, cómodo y con unas dimensiones perfectas.

- Las sillas con brazos son de lejos las mejores: evitan apoltronarse sobre la mesa y permiten enderezar la espalda de vez en cuando.
- Asimismo, para los niños, si quiere que se sienten correctamente, y si no desea que se acostumbren a las posturas escolióticas, no olvide prever asientos que los coloquen a la altura adecuada; nunca ponga más de un cojín debajo de su

trasero: un andamiaje de varios cojines puede ser peligroso para los más pequeños.

* Si un niño es demasiado pequeño para comer con los adultos, más vale hacerle tomar los alimentos aparte, en buenas condiciones.

* Otro consejo: después de comer, tanto al mediodía como por la noche, no se quede sentado a la mesa, como suele verse con tanta frecuencia. Una hora basta ampliamente para degustar tranquilamente una buena comida en familia o con amigos.

La tarea del planchado

Esta tarea dejará de ser esa carga fastidiosa y generadora de dolores a la altura de los hombros si:

* Se instala en una silla suficientemente alta ante la tabla de planchar.
* Interrumpe la labor cada media hora, se levanta y realiza algunos movimientos de estiramiento de la espalda (véase más adelante).

Pasar el aspirador

Pasar el aspirador es igualmente una tarea ingrata, pero necesaria, donde la espalda es la primera en padecer. Si tiene un apartamento bastante grande (más de tres habitaciones), repártase el trabajo en dos días:

* El primer día limpie las habitaciones en las «que se vive»: salón, comedor, cocina.
* Al día siguiente, los dormitorios y las demás habitaciones. ¡Economice su espalda!

«Quitar el polvo» y limpiar los cristales

Para la gran mayoría de las mujeres (pues la gran mayoría de los hombres descansan en ellas... sin pedirle su opinión), «quitar el polvo» y limpiar los cristales de las ventanas figuran entre los trabajos más pesados de la casa.

Y las estadísticas les dan totalmente la razón: ¡casi un accidente vertebral doméstico de cada diez es imputable a esas dos tareas! Este tipo de accidente, casi siempre localizado en la región lumbar, es provocado por el hecho de que, al no poder llegar normalmente a los rincones más altos de los muebles o de las ventanas, el ama de casa se alza sobre la punta de los pies, hace un movimiento de torsión del tronco y de esa manera «eleva en espiral» la parte inferior de la espalda.

- Por lo tanto, prevea al menos una escalera perfectamente estable (los modelos metálicos son preferibles a los de madera), cuyo escalón superior, bastante ancho, servirá para colocar los accesorios (esponja, bayetas, cera, etc.).

Hacer las compras
Son las mujeres quienes, en general, hacen las compras cotidianas de la casa, ya sea porque el marido vuelve tarde del trabajo, ya sea simplemente... ¡por costumbre! Esta es una causa frecuente de dolor de espalda, sobre todo para las que tienen más de 40 años.

Dos consejos.
- Si debe transportar ocho kilos (cargas mayores no serían razonables) de mercaderías diversas, no las ponga en una misma bolsa: repártalas aproximadamente por igual en dos bolsas, que llevará una en cada mano. De esta manera la presión sobre los discos vertebrales estará mejor repartida; en cambio, si todo el peso se ejerce sobre un solo lado, los músculos del lado opuesto se contraerán muchísimo para compensar ¡y de ello resultará un despertar doloroso garantizado para el día siguiente!
- Lo mejor es transportar las compras en un carrito con ruedas. Pero también con esto hay que tener cuidado: no lo tire con un solo brazo, aunque alterne con el otro; póngalo delante de usted como pondría un cochecito de bebé. Las cosas se complican si debe subirlo varios pisos, ante la falta de ascensor. Para esto ofrecemos varias soluciones:

1) Que el marido tenga a bien subir el carrito.
2) Existen carritos provistos de tres ruedas a cada lado, lo que permite subir sin excesivo esfuerzo los peldaños de la escalera.
3) Cuando haga sus compras, reparta los productos en varias bolsas bien ordenadas dentro del carrito y súbalas de dos en dos, en varios viajes.
4) Una cuarta solución, mucho más práctica, consiste en hacerse entregar a domicilio las compras más pesadas (esta práctica, de un costo muy moderado, se generaliza en las grandes ciudades), de manera que en la semana sólo tenga que preocuparse por los productos perecederos de un pá>o soportable (pan, leche fresca, pescado, etc.).

Observación muy importante: en caso de osteoporosis, se desaconseja estrictamente llevar cargas aunque sean ligeras; ello implica un grave peligro de compresión vertebral, con su séquito de dolores atroces. La observación se aplica a todos los enfermos, sean cuales sean la edad y la gravedad del estado.

Pero en todos los casos, recordémoslo una vez más, es absolutamente necesario un seguimiento médico especializado.

La espalda y el trabajo profesional

Según el oficio o la profesión que ejerzamos, tenemos más o menos posibilidades de conservar una espalda en un estado funcional satisfactorio hasta más allá de la jubilación. En efecto, también desde ese punto de vista hay una gran desigualdad frente a la plaga del dolor de espalda.

A decir verdad, no es exactamente así. Todos conocemos personas cuyo trabajo parece, a priori, que predispone poco o nada al dolor de espalda y que no dejan de quejarse de «sus riñones» o de su nuca. También conocemos otras que efectúan trabajos de fuerza, de quienes podemos pensar que se «aplastan» las vértebras, pero esas personas no se quejan nunca de su espalda, ni siquiera a una edad avanzada.

Ello significa que la actitud, el comportamiento en el ejercicio de un mismo oficio, varía sensiblemente de un individuo a otro. Algunos conocen los gestos peligrosos que es necesario evitar; otros se dejan guiar por un pretendido instinto que les hace cometer los peores errores.

Además, esta constatación es válida para otras actividades como los deportes traumatizantes. Por ejemplo, numerosos campeones de ciclismo continúan corriendo sin dificultad después de los 70 años, aunque hayan participado en centenares de carreras por las carreteras más diversas. Por el contrario, un «amateur», que siempre ha corrido por carreteras bien señalizadas y mantenidas, comenzará a quejarse de su espalda y terminará por abandonar la práctica del ciclismo al llegar a los 50. La observación vale para muchos otros deportes.

Como es evidente, no es posible hacer aquí el inventario de todos los oficios y profesiones e indicar en cada caso lo que debe hacerse y lo que debe evitarse. No bastaría con un libro muy voluminoso y, por otra parte, no existe ningún estudio sistemático sobre el tema. Por otro lado, es difícil, si no imposible, vigilar a cada instante nuestros gestos y nuestras posturas, estar al acecho de la menor reacción de nuestra columna vertebral.

Por lo tanto, nos ocuparemos de las generalidades, que suelen encontrarse en varios grupos de oficios. Se trata más bien, para todo quisque, de adquirir una especie de reflejo mediante un aprendizaje fácil de algunos principios básicos, que deberían enseñarse desde la escuela primaria.

A) El trabajo sentado y sus principales peligros para la espalda

Antaño limitado a algunos oficios, el trabajo sentado está cada vez más generalizado en nuestras sociedades desarrolladas, con la explosión del sector terciario, el de los «servicios». Ciertamente, se pasa un tiempo muy variable -desde algunas horas a la totalidad de la jornada de trabajo- sentado delante de una pantalla o de una pila de carpetas, por ejemplo.

Por lo tanto, los efectos a largo plazo de esta obligación serán también muy diversos. Pero los accidentes vertebrales menores más frecuentes suelen ser muy idénticos, sea cual sea el número de horas de trabajo sedentario. Por ejemplo, atender un teléfono, que acaba de sonar, girando bruscamente el tronco sobre el lado mientras que la parte inferior del cuerpo no se mueve sobre la silla puede desencadenar un lumbago fulgurante, que aparece justo al llegar a la oficina o desde el comienzo de la mañana.

- El «reflejo adecuado» en esa circunstancia consistiría primero en acostumbrarse a actuar con calma y sin precipitación, y a continuación girar sobre el asiento (si este es giratorio), o en poner el teléfono en un lugar accesible sobre la mesa, sin verse obligado a contorsionarse.

Tres principios a recordar
En este orden de ideas, recuerde tres principios:

- no hacer nunca movimientos que impliquen una torsión de la columna vertebral;
- no hacer nunca un movimiento que obligue a realizar una flexión hacia adelante, de forma brusca y violenta;
- no hacer un movimiento que implique una flexión lateral (a derecha o a izquierda).

La torsión de la columna, las flexiones hacia adelante y laterales son posturas que lesionan la columna vertebral, y las lesiones sobrevienen casi siempre en los lugares en que los músculos y las vértebras ya están debilitados o frágiles.

En la práctica, estos son algunos gestos (que harán pensar en muchos otros similares) que deben evitarse, en aplicación de estos principios:

- <u>Inclinarse doblándose en dos</u> para recoger una hoja de papel que se ha caído al suelo: las vértebras lumbares «se entreabren» hacia atrás, lo que produce un efecto de tornillo sobre el disco hacia adelante; pinzado de esta manera, el núcleo del disco tiene tendencia a «salirse» hacia adelante; por poco que el disco esté ya deteriorado, uno o varios fragmentos pueden desprenderse y penetrar entonces en las fibras del anillo.

- Por lo tanto, lo mejor es agacharse para recoger la maldita hoja que, además, se desliza muy a menudo debajo del escritorio hacia un lugar de difícil acceso.

- Coger un objeto, por ejemplo un diccionario o una carpeta, alineado sobre un estante que se encuentra sobre el costado y un poco más atrás del escritorio, sin moverse del asiento: mediante ese movimiento se realiza una torsión del peor efecto sobre todos los segmentos de la columna.

- Si el asiento no es giratorio, sólo hay una solución: levantarse, coger la carpeta y volver a sentarse para estudiarla.

- Coger una pila de carpetas (o de otros objetos bastante pesados) que se encuentran delante de uno, pero en la otra punta del escritorio: si uno se contenta con levantarse del asiento e inclinarse por encima del escritorio para cogerlas con el brazo estirado, se tienen todas las probabilidades de aplastar uno o varios discos de la región lumbar.

- Por el contrario, dando la vuelta al escritorio y colocándose correctamente delante de la pila de carpetas antes de cogerlas no se correrá ningún riesgo. Es una simple cuestión de sentido común.

Demasiado tiempo sentado

De una manera general, quienes trabajan sentados permanecen demasiado tiempo en esa posición sin moverse de su asiento, que no suele ser el adecuado. Ahora bien, es necesario levantarse al menos una vez cada hora, dar algunos pasos para desentumecer las piernas y, si es posible, efectuar algunos movimientos de estiramiento dorsal.

Cada dos horas debería permanecer acostado durante cinco minutos: con un cojín bajo la nuca y otro bajo las pantorrillas, se hará algunas respiraciones controladas o, mejor aún, una breve sesión de relajación muscular.

Esta práctica, experimentada en diversos países desarrollados por dirigentes de empresa particularmente avisados, ha demostrado un sorprendente aumento de la productividad. Se ha constatado igualmente un aumento de la productividad no menos importante ante la simple sustitución de un viejo mobiliario inadecuado por el mobiliario (escritorios, asientos) ergonómico, que respeta los datos elementales de la anatomía y de la fisiología.

B) El trabajo de pie

Pasa, con justa razón, por ser particularmente pesado. Afecta a una población no despreciable (vendedores de grandes almacenes, demostradores, puestos de la hostelería y de la restauración, peluqueros, dentistas, etc.). La patología que con mayor frecuencia va asociada a este tipo de trabajos es de orden circulatorio (especialmente, varices de los miembros inferiores).

Pero la columna vertebral también resulta afectada. Estas personas se quejan sobre todo de cansancio muscular dorsal, al menos durante los primeros años de actividad profesional.

Sin embargo, hacia los 40 años comienzan a aparecer los problemas verdaderamente vertebrales: desgaste prematuro de los elementos articulares, deformaciones de las curvaturas fisiológicas del raquis (con una clara propensión a la hiperlordosis lumbar asociada a una hipercifosis dorsal), desviaciones laterales de la columna (escoliosis de postura).

Estos trastornos de la estática suelen estar agravados por otros factores del comportamiento, comparables a los del trabajo sentado: trabajo con torsión, con flexiones hacia adelante y/o laterales.

El ejemplo caricaturesco es el del camarero que lleva a lo largo del día bandejas muy cargadas, siempre con el mismo brazo (el derecho para los diestros, o el izquierdo para los zurdos): cuando llega a los 50 años, tiene una silueta típica cuando camina por la calle, con el tronco inclinado hacia un lado, como si tirase de él una pesada carga invisible.

Demasiado tiempo de pie

En realidad, no hay muchas más soluciones para prevenir o mejorar la situación de las personas condenadas a trabajar de pie. Pueden indicarse algunas:

En primer lugar, período de descanso (de 5 a 1 O minutos, según la intensidad de los esfuerzos), que habrá que reservar a intervalos regulares a lo largo de la jornada; en la medida de lo posible, se evitarán los tres movimientos nocivos para la columna (torsión y flexiones hacia adelante y laterales).

Quienes trabajan de pie deben, más que todos los demás, hacer ejercicios físicos o incluso gimnasia con mucha regularidad, para desarrollar y mantener una perfecta musculatura dorsal y abdominal: es el único medio de aliviar las vértebras y limitar el cansancio muscular de la espalda (que se traduce en «desfallecimientos» irreprimibles).

C) El trabajo con carga y en movimiento

En términos generales, corresponde a los oficios llamados de fuerza, es decir, aquellos en los que la actividad principal consiste en levantar y/o transportar cargas pesadas. Evidentemente, es una de las actividades más agotadoras para la columna vertebral.

Cuando la carga es relativamente moderada (menos de 20 kilos) pero repetitiva, el riesgo es la formación de microtraumatismos con el curso de los años, que culminan en la degeneración precoz de los discos y de las articulaciones vertebrales.

Con cargas verdaderamente pesadas, se está expuesto a accidentes graves y brutales: lumbago agudo, ciática, hernia discal, rotura de ligamentos, etc., lo cual tampoco excluye posibles hernias abdominales, después del desgarro del peritoneo.

Pero es posible limitar estos peligros respetando los principios de la mecánica vertebral. Para ello hay que inspirarse en las reglas técnicas que rigen la práctica de la halterofilia moderna. Podría formarse una idea al respecto contemplando la retransmisión por televisión de un concurso de halterofilia: analice bien las posturas y el encadenamiento

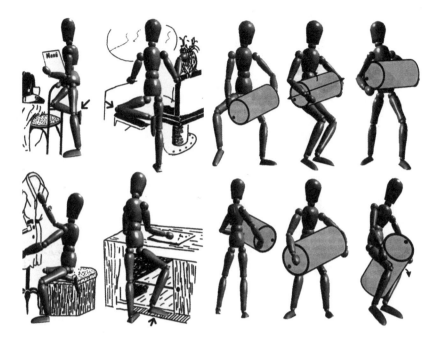

de los movimientos de esos atletas, en quienes los accidentes vertebrales han llegado a ser rarísimos a pesar de los enormes pesos que levantan. Observe que llevan anchas fajas de sostén lumbar y abdominal, rodilleras, tobilleras y muñequeras de cuero, que no son accesorios superfluos.

El trabajo de fuerza
Los principios que todo trabajador de fuerza debe tener siempre presentes en la mente y que debe aplicar de manera instintiva son cuatro:

1. Es necesario que la distancia entre la carga a levantar y el cuerpo sea lo más reducida posible; por lo tanto, siempre hay que situarse lo más cerca que se pueda de la carga antes de realizar el menor gesto de elevación.
2. Una vez que se haya acercado a la carga de esta manera, enderezar la columna lumbar y mantenerla vertical.

85

3. Llevar el tronco en el alineamiento del plano vertical (es decir, no dejar que se desplace hacia adelante, como se tiene tendencia a hacer naturalmente).

4. Cuando se ha cogido la carga y se comienza a levantarla, «bloquear» la columna manteniéndola lo más vertical posible (esto consiste en doblar ligeramente los muslos, apretar las nalgas y entrar el vientre); estirar los músculos de los muslos para mantenerse de pie.

• Estos principios son válidos para todos los gestos que comportan la elevación o el transporte de una carga, ya sea en el marco profesional o en el doméstico (en casa o en el campo para actividades de ocio, como la jardinería o el bricolaje, se recomienda ponerse una faja abdominal de sostén, sobre todo si habitualmente se lleva una vida sedentaria).

Observación importante: si experimenta un dolor violento en el momento de levantar o de transportar una carga pesada, es indispensable realizar una consulta médica de urgencia, sea cual sea la localización del dolor (espalda, abdomen, pecho, muslos, et.).

Programa personalizado de mantenimiento y prevención

Ahora sabe cuáles son los riesgos que corre su espalda en función de su edad y de su sexo. Igualmente, hemos indicado las trampas que acechan a sus vértebras cada día en sus diferentes actividades, y cómo evitar o desarmar esas trampas. Pero sigue siendo insuficiente para conservar durante mucho tiempo una espalda en buen estado de funcionamiento y prevenir las afecciones que pueden amenazarla. Hay que aprender a mantener la musculatura y las articulaciones que aseguran el mantenimiento de la postura erguida y protegen la columna vertebral.

En este capítulo en primer lugar le enseñaremos a conocerse mejor a fin de dominar sus eventuales puntos débiles vertebrales. A continuación, aprenderá a realizar ejercicios simples, verdaderamente al alcance de todos, pero no obstante eficaces para mantenerse en buena forma o para combatir ciertos dolores de espalda.

La experiencia, confirmada por centenares de reumatólogos y otros especialistas de la patología de la espalda, ha demostrado que la persona que acepta dedicar algunos minutos solamente, pero todos los días, a hacer estos ejercicios se protege de manera duradera de toda mala sorpresa vertebral. Incluso a edades superiores a los 70 años su columna vertebral, aunque envejecida por un proceso natural, permanece perfectamente sana; ningún movimiento o gesto de la vida cotidiana le plantea problemas, ni desencadena dolor. ¡Muchos jóvenes de menos de 30 años podrían envidiarle!

Por lo tanto, verdaderamente vale la pena consagrar a su propia salud algunos minutos cada día. Es verdad que al comienzo experimentará alguna dificultad al someterse a esta pequeña autodisciplina. Pero con un poco de perseverancia llegará a convertirse en una costumbre saludable e incluso placentera. No pierde nada con intentarlo, muy al contrario.

Aprenda a conocerse mejor

Es evidente que todos somos diferentes. Por eso conviene conocerse, y eso es mucho menos evidente, sobre todo en lo que concierne a la espalda. ¡Hay tantos factores que intervienen y cuya acción varía considerablemente de una persona a otra!

¿A quién se dirige este capítulo? A toda persona que no presenta patología «grave» o de malformación en relación directa con la columna vertebral.

Toda persona que sufre de la espalda de manera repetitiva debe consultar a un médico; insistimos vivamente en este punto. Sólo un facultativo puede diagnosticar una afección precisa y prescribir el tratamiento apropiado.

En cambio, si nunca ha tenido necesidad de ver a un médico por su espalda, o si sólo ha tenido un incidente vertebral pasajero que ha desaparecido de modo espontáneo, esto le concierne. El objetivo que se busca es a la vez prevenir posibles accidentes o enfermedades vertebrales, manteniendo de manera adecuada el sistema vertebral en su conjunto, y aliviar o curar los dolores de espalda corrientes.

A) ¿Cuál es su tipo morfológico?

Se llama tipo morfológico o «morfotipo» a la silueta típica que exhibe una persona, como por ejemplo ser alto y delgado, o bajo y grueso.

A decir verdad, los morfotipos puros se encuentran raramente. En nuestra inmensa mayoría pertenecemos a morfotipos mixtos, es decir, que presentamos caracteres de dos, e incluso de tres, morfotipos puros.

Pero siempre hay un predominio de características propias de un morfotipo determinado: por ejemplo, podemos ser altos, gruesos y flexibles, o bajos, delgados y rígidos. Sin embargo, esta clasificación tiene una cierta importancia práctica. En efecto, según el tipo morfológico predominante en una persona, tal o cual segmento de su columna vertebral estará más expuesto a determinados riesgos o afecciones y menos a otros. De ahí el interés de conocer su morfología para proteger mejor las zonas más expuestas.

Se distinguen cuatro tipos morfológicos fundamentales:

1. El tipo de columna ondulada y silueta esbelta.

   Este tipo presenta las siguientes características:
   - una cabeza fina y «flotante», un cuello largo y grácil, la apófisis espinal de C7 saliente, los omóplatos bastante salientes, una gran combadura del talle desde los omóplatos hasta las nalgas, y la articulación lumbosacra muy caída con una impresión de fragilidad del talle. En este tipo morfológico, los segmentos vertebrales más sensibles son la columna cervical (tendencia a la hiperlordosis) y la articulación dorsolumbar (riesgo de desgaste prematuro de los cartílagos articulares).

2. El tipo de columna ondulada y silueta maciza:
   - cabeza grande y hacia adelante, cuello bastante grueso y corto, articulación cervicodorsal claramente marcada (impresión de una joroba de bisonte naciente, incluso en una persona sana), espalda redondeada, articulación dorsolumbar (talle) nítidamente dibujada, pelvis grande y poco móvil. Las zonas de fragilidad son la articulación cervicodorsal (tendencia a la hipercifosis) y la articulación lumbosacra (frecuentes dolores de cintura y otras lumbalgias de postura).

3. El tipo de columna tiesa y silueta esbelta:
   - cabeza alta con una mirada horizontal, cuello «recto» (la lordosis fisiológica es poco marcada), articulación cervicodorsal apenas perceptible (la cifosis fisiológica está más bien borrada), los omóplatos casi se tocan, la articulación dorsolumbar inmovilizada (talle poco marcado), y articulación lumbosacra rígida (la lordosis fisiológica está muy atenuada). Todas los segmentos vertebrales son sensibles a los trastornos vinculados a las malas posturas en este tipo morfológico.

4. El tipo de columna tiesa y silueta maciza:

- cabeza relativamente maciza, cuello grande, corto y de una
  movilidad mediocre, articulación cervicodorsal gruesa, que
  hace que la espalda parezca plana y grande, articulación
  dorsolumbar hacia atrás (talle bien marcado con caderas
  fuertes), y articulación lumbosacra que presenta un aspecto
  «soldado» con una mala movilidad. En este tipo morfológico los puntos más débiles son la articulación cervicodorsal (con tendencia a la artrosis de C7-01) y la articulación
  lumbosacra (pérdida progresiva de la lordosis fisiológica
  ante la ausencia de ejercicios regulares de flexibilización y
  estiramiento de los músculos de esta región).

Observe bien las zonas o segmentos más frágiles de su columna y
establezca un programa personal de ejercicios eligiendo entre los que se
describen más adelante aquellos más adecuados a su caso.

B) Determine su terreno vertebral

La noción de «terreno fisiológico» juega un papel importante en diferentes enfoques médicos (homeopatía, cancerología, etc.). La idea básica
es que existen predisposiciones particulares de los organismos frente a
ciertas patologías. En otros términos, se corren más riesgos de contraer
tal enfermedad cuando nuestro organismo presenta determinadas características (anatómicas, fisiológicas, constitutivas, etc.).

En el caso de la columna vertebral, es sobre todo la tonicidad general el factor que parece ser determinante en la aparición de los trastornos
de la estática. Se distinguen tres tipos de terrenos:

1. El terreno vertebral en la persona equilibrada presenta un
   alineamiento perfecto del eje de equilibrio del cuerpo en relación con su plano medio vertical.
   - Los riesgos de problemas vertebrales son mínimos, hasta
     una edad avanzada, aparte de los accidentes por supuesto,

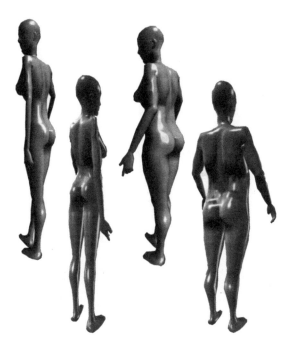

a condición de un mantenimiento regular de la musculatura y de las articulaciones.

2. El terreno vertebral en la persona <u>hipertónica joven</u> (20-40 años) presenta un desplazamiento hacia adelante más o menos acentuado de la línea de equilibrio del cuerpo en relación con su plano medio vertical. Este desplazamiento se debe a una excesiva tensión casi permanente de los músculos dorsales, abdominales, pectorales y de los miembros inferiores; entonces la persona está predispuesta a las contracturas musculares generales (dorsalgias frecuentes), a dolores en la región lumbar, a posibles irritaciones articulares a la altura de las rodillas y de la parte delantera de los pies. <u>A una edad más tardía</u> (40-60 años), la persona hipertónica comprueba que el desplazamiento de su línea de equilibrio se acentúa hacia adelante: tiene una postura inclinada hacia adelante. Los riesgos vertebrales son numerosos y diversos, pero en particular: hi-

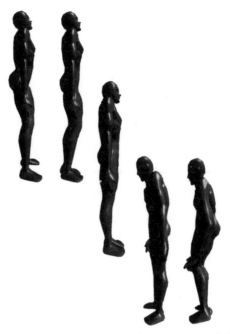

perlordosis cervical, artrosis cervical, compresión de los discos
en la región lumbosacra, rectitud lumbar, etc.

- Joven o de más edad, la persona hipertónica puede combatir sus malas predisposiciones mediante ejercicios regulares
de flexibilización muscular y relajación (sea cual sea el método elegido, yoga, entrenamiento autógeno, etc.). La práctica de un deporte «sereno» está particularmente indicada.

3. El terreno vertebral en la persona hipotónica joven (20-40
años) presenta un desplazamiento hacia atrás de su línea de
equilibrio en relación con el eje medio vertical. Tiene una
postura característica, con el cuerpo más o menos doblado
sobre sí mismo y desviado hacia adelante, con los hombros
«plegados». Esta postura se debe a una insuficiencia de la
musculatura dorsal, abdominal y de los miembros inferiores
(sobre todo, de los muslos).

- Puede remediarse fácilmente mediante ejercicios apropiados, de preferencia bajo el control de un monitor cua lificado en un primer momento, y después en su casa de manera regular, como mantenimiento.

Los riesgos vertebrales son la hipercifosis dorsal prematura, con mayor frecuencia asociada a una hiperlordosis lumbar, con frecuentes ataques de lumbalgia y de cervicalgia dolorosos.

A una edad más avanzada (después de los 40), y ante la falta de toda reeducación muscular, las características y los trastornos citados anteriormente no harán más que agravarse y acentuarse: desplome general de la silueta con ptosis abdominal típica; joroba de bisonte; hiperlordosis lumbar; artrosis cervical, dorsal y lumbar; lesiones artrósicas de las rodillas.

Este cuadro, nada esperanzador a decir verdad, debe incitar a todos los hipotónicos a reaccionar lo más precozmente posible y a no ceder nunca en el esfuerzo y la autodisciplina reeducativa.

C) Ponga a prueba su estado vertebral y muscular

El conocimiento de su tipo morfológico y de su terreno vertebral está muy bien: ha comenzado a esclarecer el problema antes de diseñar el programa personal de prevención, mantenimiento y cuidado que mejor se adapta a su situación.

Pero puede afinar aún más este paso realizando usted mismo su autochequeo vertebral y muscular. En cierto modo, se trata de hacer el balance cualitativo del estado real de su columna vertebral y de los elementos musculares que la sostienen. Ello consiste en efectuar algunos tests muy simples, que describiremos en detalle a continuación. Pero, atención:

Observación muy importante
Deberá hacer varios movimientos que normalmente no implican ningún peligro. Sin embargo, puede sufrir de una afección vertebral «silenciosa», que no se ha manifestado nunca mediante dolores, trastornos o

molestias, cuya aparición le haya llevado necesariamente a consultar a un médico y que entonces haya sido descubierta.

Hay que tener en cuenta que las enfermedades perfectamente «mudas» existen. Por consiguiente, si al efectuar uno de los movimientos que se requieren para realizar el chequeo experimenta un dolor o un trastorno (como, por ejemplo, que se le nuble la vista al girar la cabeza):

> **Hay que interrumpir inmediatamente el test,**
> **coger el teléfono y llamar a su médico o a un especialista**
> **(reumatólogo, osteópata) para pedirle hora cuanto antes.**

1. Test de la columna vertebral

Para realizar los diferentes tests que se indican a continuación instálese en una habitación convenientemente climatizada y tranquila, donde nadie le moleste. Para estar perfectamente cómodo, lo mejor es desvestirse por completo a fin de que los movimientos no sean obstaculizados por la ropa.

La columna cervical es la parte de la columna vertebral a la vez la más frágil, la más móvil y la más importante en muchos otros planos: neurológico, circulatorio (irrigación del cerebro), sensitivo (órganos de la vista, del oído, del olfato, etc.). Es tanto como decir que todo daño en esta región tiene siempre repercusiones importantes no sólo sobre el conjunto del raquis, sino también sobre órganos vitales.

El test:
El test se propone asegurar que la columna cervical conserve una buena movilidad. Para ello se la girará primero hacia la derecha y después hacia la izquierda. Si los movimientos de rotación no son bastante amplios o si se ven obstaculizados, o peor aún, si desencadenan un dolor o trastornos de los órganos de los sentidos señalados anteriormente, ello significa que hay un serio problema de carácter óseo, articular o muscular. Por lo tanto, habrá que consultar rápidamente a un médico.

Procedimiento:

- Instálese en una silla o en un taburete. Coloque las manos debajo del borde del asiento de los dos lados, como para sujetarse, pero sin tirar.
- Ahora, gire lentamente la cabeza hacia la derecha, a fin de tocar el hombro derecho con el mentón. Atención a la trampa: uno se siente tentado a levantar el hombro para ponerlo en contacto con el mentón, lo que desvirtúa completamente el test. Por consiguiente, bloquee bien los hombros de manera que sólo se muevan la cabeza y el cuello. No fuerce el movimiento. Si no consigue que el mentón y el hombro se toquen, es que su columna cervical ha perdido su flexibilidad y su movilidad.
- Pruebe a evaluar la distancia que separa al mentón del hombro: cuanto más grande sea, menos buenas son la flexibilidad y la movilidad.
- Haga el mismo movimiento, esta vez girando la cabeza hacia la izquierda.

Los resultados del test y su interpretación:

- Si llega a tocarse los dos hombros con el mentón, su columna cervical está en perfecto estado. ¡Cuídela más todavía!
- Pero a veces sucede que sólo logra tocarse un hombro. Ello tiene un significado patológico que requiere una consulta médica, incluso en ausencia de toda molestia o dolor. En efecto, una flexibilidad cervical deficiente de un solo lado puede tener varias causas:
  - una artrosis en relación con el envejecimiento normal o un traumatismo de las articulaciones del cual uno ya no se acuerda;
  - un bloqueo vertebral unilateral;
  - una rigidez muscular, una retracción musculoaponeurótica como consecuencia de una mala postura natural o profesional.

En todos los casos, sólo el especialista, después de un examen profundo y a la vista de las radiografías, estará en condiciones de determinar la causa exacta de la anomalía.

2. Test de la columna dorsal

La curvatura dorsal es la primera que se forma en el feto. Esta primacía subraya la importancia fisiológica de este segmento vertebral, cuyo eventual mal funcionamiento repercute siempre sobre los otros segmentos (cervical, lumbosacro). Por lo tanto, en caso de daño o lesión debe tratársela de forma prioritaria.

El test siguiente le permitirá evaluar su flexibilidad y su estado general.

Procedimiento:
- Póngase de pie contra una pared. Apoye bien la nuca, la espalda y los riñones contra esa pared, a fin de borrar o atenuar al máximo la cifosis dorsal y la lordosis lumbar.
- Ahora, lleve los pies hacia adelante hasta unos treinta centímetros en relación con la pared y sepárelos lo suficiente como para sentirse bien plantado sobre sus piernas.
- Ahora, sin despegar la cabeza, la espalda y los riñones de la pared, extienda los brazos delante de usted y después, siempre extendidos, vuelva a llevarlos hacia atrás en dirección a la pared hasta tocarla. No debe forzar estos movimientos y, sobre todo, cuide que la nuca, la espalda y los riñones permanezcan bien en contacto con la pared. Si no fuese así, el test no tendría ningún valor.
- Recuerde que el objetivo no es obtener un resultado, en el caso de tocar la pared con los brazos, sino medir objetivamente, sin «hacer trampa», el estado real de su columna.

Los resultados del test y su interpretación:
- Flexibilidad excelente si toca la pared con los brazos sin despegar los riñones, los hombros y la nuca.

- Si sus hombros y los brazos se mantienen en contacto con la pared, pero no ocurre lo mismo con la cabeza y los riñones (que se hunden), tiene una rigidez de la columna dorsal y de la columna cervical; hay motivos para buscar la causa de esto (con mayor frecuencia de carácter muscular) y tratarla mediante ejercicios adecuados.
- Si el occipucio, los hombros y la parte inferior de los riñones permanecen pegados a la pared, pero usted no puede tocarla con los brazos, existe una gran rigidez de la columna dorsal: ello requiere una reeducación.
- Cuando no puede mantener apoyados ni los riñones, ni la cabeza, las curvaturas fisiológicas están en mal estado a causa de rigideces articulares y de retracciones musculares; se requiere un programa de reeducación, con descompresión vertebral, estiramiento de los músculos, los ligamentos y las aponeurosis, al mismo tiempo que un tratamiento kinesioterapéutico para restablecer la flexibilidad de toda la columna.

3. Test de la columna lumbar

Como se ha señalado muchas veces, el segmento lumbar es el centro privilegiado del dolor de espalda común. Este segmento es el que pierde su flexibilidad más precozmente. De ahí la utilidad de controlarlo con cierta regularidad.

Procedimiento:
- De pie, con la espalda pegada a la pared, avance unos treinta centímetros, con los pies ligeramente separados.
- Inclínese hacia adelante, lentamente, con la cabeza baja, la espalda redondeada, los brazos extendidos y manteniendo un apoyo con las nalgas contra la pared.
- Pruebe a tocarse los dedos del pie o, mejor aún, a tocar el suelo con la punta de los dedos de las manos; el movimiento debe ejecutarse sin tirones ni forzando: deténgase en

cuanto sienta que esto tira demasiado sobre los riñones y sobre los músculos posteriores de los muslos.

Los resultados del test y su interpretación:
- Si llega a tocar el suelo o la extremidad de los dedos de los pies con la punta de los dedos de las manos, su columna vertebral tiene todavía una muy buena flexibilidad.
- Si sus manos no pueden llegar más allá de los tobillos o de la parte inferior de las pantorrillas sin forzar, la situación puede mejorarse rápidamente con simples ejercicios de calentamiento y estiramiento.
- Si se siente «bloqueado» cuando sus manos llegan a la altura de las rodillas, es más que urgente reaccionar: los músculos de la región lumbar y las articulaciones de los isquiones con las piernas están literalmente anudados, lo que provoca no sólo contraéturas dolorosas, sino también compresiones vertebrales muy fuertes sobre la columna lumbar. Es indispensable un programa de reeducación kinesioterapéutica, con masajes.

4. Test de la flexibilidad de toda la columna vertebral

Este test se desaconseja terminantemente a toda persona que tenga antecedentes vertebrales serios: compresión de disco, hernia discal, fractura vertebral (incluso antigua), ciática, o cualquier otro accidente grave o trastorno conocido.

Procedimiento:
- Siéntese en el suelo, con las piernas bien extendidas delante de usted y separadas unos 50 centímetros; las rodillas deben estar bien pegadas al suelo.
- Haga girar suavemente el tronco hacia la derecha y cójase la rodilla derecha con ambas manos a los lados de esta.
- Ahora, se inclinará hacia adelante, con la cabeza baja y la espalda redondeada, y deslizará las dos manos a lo largo de

la pierna, hasta acercarse lo más posible al tobillo y al pie, sin despegar las rodillas del suelo ni experimentar molestias o tirones dolorosos en la espalda o en los muslos.

- Mida, a ojo, la distancia que separa las manos de los tobillos y de los pies.
- A continuación, enderécese suavemente, respire hondo y recomience el mismo movimiento con la pierna izquierda

Observación: este test es también un ejercicio clásico de estiramiento y de flexibilización del segmento lumbar y de los músculos posteriores de los muslos.

Los resultados del test y su interpretación:
- Si llega a rodearse los tobillos con las manos, uno después del otro, la flexibilidad global de su columna es totalmente satisfactoria.
- Si no puede llegar más allá de la mitad de la pierna, su columna está sometida a una gran rigidez muscular y/o a problemas articulares vertebrales: es hora de emprender una reeducación especializada, al mismo tiempo que de realizar un chequeo vertebral general.
- Si experimenta bloqueo de un lado (se toca el tobillo derecho, pero no el izquierdo, por ejemplo), hay que sospechar la existencia de anomalías unilaterales, que se revelarán mediante radiografías.
- Si ni siquiera llega a mantener las rodillas bien pegadas contra el suelo, la situación es alarmante. Son indispensables una consulta médica y un programa de reeducación a corto plazo.

5. Test de la musculatura abdominal y de los flexores de la cadera

Los potentes músculos abdominales juegan un papel esencial en el mantenimiento de la columna vertebral; los flexores de la cadera intervienen principalmente en el sostenimiento de la columna lumbar. Por lo tanto, su mantenimiento condiciona el buen equilibrio de la columna.

Procedimiento:

- Acuéstese de espaldas delante de un mueble muy pesado (por ejemplo, un armario).
- Colóquese a fin de poder meter los pies debajo del mueble, para ayudarse a ejecutar el movimiento; las piernas deben estar bien extendidas (el cuerpo debe quedar totalmente estirado).
- Póngase las manos detrás de la nuca, con los hombros contra el suelo.
- Ahora, enderece el tronco, como para sentarse: el movimiento debe hacerse lentamente, sin forzar. Si consigue hacerlo, repítalo hasta cinco veces sucesivas, si es posible.

Los resultados del test y su interpretación:

- Su musculatura es:
  - totalmente satisfactoria si realiza los cinco movimientos,
  - satisfactoria con cuatro,
  - mediana con tres, y
  - pasable con uno o dos.
- Si debe cruzar los brazos sobre el pecho para llegar, es hora de fortificar sus músculos.
- Si no llega de ninguna manera, su musculatura está en un estado lamentable: es urgente iniciar un entrenamiento progresivo de remusculación, bajo el control de un monitor competente.

6. Test de la musculatura dorsal

Este test pretende controlar el estado general de los músculos profundos y superficiales de la espalda, antagonistas de los músculos abdominales. Para realizarlo será necesario que una persona le ayude.

Procedimiento:
- Acuéstese boca abajo, con el vientre sobre dos cojines.
- Mientras una persona le mantiene los pies pegados al suelo, cruce las manos sobre la nuca.
- A continuación, llevando los codos hacia atrás, levante del suelo primero el mentón y después el busto; cuando haya alcanzado la máxima amplitud de este movimiento de incorporarse, pruebe a mantener esta posición durante diez segundos.

Los resultados del test y su interpretación:
- Si lo ha logrado y, mejor aún, si es capaz de repetirlo dos o tres veces, descansando en los intervalos, su musculatura dorsal está en muy buen estado.
- Si sólo puede mantenerse unos segundos, o si sólo consigue despegar el mentón, entonces es necesario un entrenamiento para reconstituir sus músculos dorsales.

Observación: este test no se recomienda a los lumbálgicos crónicos, ni a los artrósicos. Por ningún motivo hay que forzar el movimiento; asimismo, se aconseja renunciar a él si el simple hecho de acostarse con dos cojines bajo el vientre provoca un tirón eh la región lumbar.

7. Test de los músculos lumbares

Nunca se repetirá lo suficiente: los músculos de la región lumbar, que sostienen ese segmento sobre el que descansa todo el peso del tronco y de la cabeza, deben ser potentes y flexibles a la vez. Su debilitamiento, su aflojamiento o su contracción excesiva figuran entre las .causas más frecuentes de lumbalgias recurrentes que «no se explican».

Procedimiento:
- Como en el test anterior, hay que acostarse en el suelo con dos cojines debajo del vientre; pero esta vez la persona que

le ayuda le mantendrá contra el suelo apoyando una mano sobre la parte superior de la espalda entre los omóplatos y la otra sobre los riñones, un poco más arriba de la cintura.

- Acuéstese, con los muslos y las piernas bien pegados al suelo.
- Después, con las piernas extendidas, trate de despegar los pies y los muslos del suelo y de levantarlos lo más posible; permanezca durante diez segundos en esta posición.
- Si se siente con fuerzas, repita dos o tres veces, haciendo una pausa entre los movimientos.

Los resultados del test y su interpretación:
- Si logra realizar este test como se ha indicado, sus músculos lumbares sólo necesitan un mantenimiento normal y regular.
- En caso contrario, es decir, de un movimiento de poca amplitud o de incapacidad para levantar los miembros inferiores, es necesario un entrenamiento reeducativo.

Observación: las observaciones sobre el test de los músculos dorsales son válidas igualmente para éste.

Ejercicios prácticos para realizar en casa

Para mantener y consolidar la musculatura vertebral y aliviar el dolor de espalda.

Tres reglas fundamentales

Antes de entrar en el meollo del tema, a continuación se incluyen tres reglas fundamentales que debe respetar en cualquier circunstancia:

Regla n. 1
Puede ser peligroso realizar ejercicios en casa, fuera de todo control externo cualificado, cuando se sufre de una afección seria, especialmente

vertebral, reconocida por un médico, sea cual sea su naturaleza y su origen, o después de una intervención quirúrgica.

Ante todo, es indispensable consultar a un médico de cabecera y describirle los ejercicios que se desearía hacer. Después hay que atenerse estrictamente a su recomendación.

Regla n. 2

Los ejercicios que se describirán no están destinados a hacer reeducación funcional; eso depende de la competencia de un profesional, bajo cuyo control se trabajará. Los ejercicios descritos tienen un doble objetivo:

1. Mantener y consolidar el sistema vertebral muscular de una columna vertebral sana, pero potencialmente amenazada por el envejecimiento natural, y más todavía por las condiciones de la vida moderna, a fin de prevenir un desgaste prematuro o daños solapados;
2. Aliviar o eliminar el dolor de espalda común, sin que ello implique una lesión ósea o muscular.

Regla n. 3

Nunca hay que exagerar el esfuerzo durante la ejecución de un ejercicio. Los movimientos deben hacerse de manera suave y tranquila, tomándose su tiempo. Se procederá de manera progresiva.

Como usted sabe, y las estadísticas lo demuestran con elocuencia, la inmensa mayoría de los dolores de espalda son de origen muscular, en relación ya sea con malas posturas y hábitos, ya sea con un estado deficiente de la musculatura, o con ambos a la vez (caso más frecuente). Por consiguiente, actuando correctamente sobre la musculatura mediante ejercicios bien concebidos, y entrenándose regularmente todos los días, es posible prevenir y curar la mayor parte de las raquialgias comunes.

Los ejercicios se clasifican en tres categorías

1. <u>Ejercicios de calentamiento</u>: consisten en movimientos que se ejecutan en toda relajación muscular; su objetivo es

preparar los músculos, flexibilizarlos antes de hacerles realizar esfuerzos, lo que permite prevenir toda contracción desagradable.

Las sesiones cotidianas de ejercicios comenzarán siempre con algunos movimientos de flexibilización o calentamiento, que hacen afluir la sangre y de esa manera calientan ligeramente los músculos.

Se hace notar que los ejercicios de estiramiento y de refuerzo contribuyen igualmente, a la larga, a la flexibilización muscular.

2. Ejercicios de estiramiento: si tiene un gato o un perro, sin duda ya ha observado que, automáticamente después de haber descansado y antes de retomar una actividad, el animal se estira voluptuosamente, con las patas anteriores lanzadas hacia adelante, el cuerpo estirado y relajado, y las patas posteriores echadas hacia atrás.

Este movimiento natural, que practican de modo instintivo todos los animales y varias veces al día, lamentablemente ha dejado de ser automático para el hombre moderno. Sin embargo, presenta innumerables ventajas, en particular:

- impide el hundimiento del cuerpo sobre sí mismo a causa de la pesadez, de las posturas de trabajo, de las tensiones ocasionadas por las actitudes corporales en general;
- reduce la tensión muscular y con ello retrasa la aparición del cansancio;
- estimula y mejora la circulación sanguínea, arterial y venosa, y linfática, y
- tiene un efecto desacelerador sobre el proceso de envejecimiento de las articulaciones y de los discos vertebrales.

Por todas esas razones, los ejercicios de estiramiento constituyen la base de cualquier programa de refuerzo vertebral. Además, con mucha frecuencia gracias al estiramiento es posible poner fin a las dorsalgias comunes.

3. Los ejercicios de refuerzo y de tonificación: se trata de devolver al músculo, de una sola vez, su volumen, su elasticidad y su capacidad de contraerse y relajarse (es el trabajo muscular propiamente dicho), produciendo y consumiendo energía.

   Todas las actividades deportivas son ejercicios particulares de refuerzo y de tonificación musculares. Los ejercicios que le proponemos aquí se proponen compensar la ausencia o la falta de actividad física y deportiva, que es el destino del sedentario. La práctica de estos ejercicios no exige ningún equipo o aparato y en ello consiste su principal interés. De hecho, podrá hacer los ejercicios, podrá entrenarse casi en cualquier lugar, sin molestar a nadie, ni cansarse en exceso. Y sin embargo, constatará rápidamente (al cabo de dos o tres semanas de entrenamiento) una clara mejoría de su estado general.

   Además, igual que los ejercicios de estiramiento a los que complementan, los de refuerzo y tonificación se recomiendan en numerosos casos para combatir cervicalgias, dorsalgias y otras lumbalgias.

¿Cómo organizar sus sesiones de ejercicios?

En primer lugar, recuerde una noción esencial: más vale hacer pocos ejercicios pero efectuarlos muy correctamente y, sobre todo, todos los días, que realizar largas sesiones más o menos chapuceras e irregulares. Tenga la seguridad de que proceder de esta última manera sólo produce resultados muy mediocres.

Lo ideal es prever dos sesiones de 10 a 15 minutos, una por la mañana al despertarse y la otra por la tarde a la vuelta del trabajo.

Si sus ocupaciones no se lo permiten, fíjese el objetivo más fácil de alcanzar en su situación, pero aténgase a él de una vez por todas.

Es absolutamente necesario evitar el cambio de horario: si decide entrenar por la mañana, es indispensable que lo haga a esa hora todos los días, y no un día por la mañana y al siguiente por la tarde. De esa manera, la eficacia se vería sensiblemente reducida.

Para comenzar, una sesión de ejercicio

Una sesión de ejercicio debe comenzar siempre con ejercicios de calentamiento, después con estiramientos y por último con ejercicios de refuerzo.

¿Cuántos ejercicios de cada categoría? Esto sólo tiene una importancia relativa: con la experiencia encontrará su ritmo propio. Sin embargo, a fin de hacerse una idea, sepa que para obtener resultados tangibles hace falta un mínimo de cinco ejercicios de cada categoría. Si puede disponer de un poco más de tiempo para sus sesiones, aumente más bien el número de ejercicios de estiramiento, pues son mejores para la columna vertebral.

Algunos consejos prácticos

- Prevea practicar su entrenamiento siempre en la misma habitación o en el mismo local, bien aireado, tranquilo, adecuadamente climatizado en invierno.
- Si la temperatura ambiente lo permite, haga los ejercicios en pantalón corto, o si no con ropa deportiva o cualquier otra vestimenta, a condición de que sea amplia y no obstaculice los movimientos.
- Por supuesto, deberá estar descalzo.
- No olvide tener un reloj al alcance de la mano o de la vista.
- Nunca llegue al límite del cansancio, sobre todo al comienzo de su entrenamiento.
- Realice los ejercicios de manera relajada, manteniendo la naturalidad en los gestos y en los movimientos.
- Concéntrese en lo que hace y esté atento a las reacciones de su cuerpo, de sus músculos.

A) Ejercicios de calentamiento

Ejercicio 1

- De pie en medio de la habitación, con las piernas ligeramente separadas y las rodillas flojas, deje colgar los brazos a lo largo del cuerpo.

- Levante lentamente el brazo derecho extendido, hasta llevarlo a la vertical, por encima de la cabeza.
- Durante este ejercicio, inspire serena y profundamente, sin contraer los riñones ni entrar demasiado el vientre: permanezca natural, concentrándose en llenar sus pulmones.
- A continuación, lleve el brazo a su posición inicial, espirando siempre de manera serena y sin forzar.
- Haga el mismo movimiento con el brazo izquierdo.
- Realice el ejercicio diez veces.

Ejercicio 2
- Siempre de pie en la posición anterior, levantará lateralmente los dos brazos al mismo tiempo, hasta llevarlos a la altura y en el alineamiento de los hombros (silueta del espantapájaros).
- Durante este movimiento, que ejecutará lentamente y sin contracción, inspire hondo.
- Baje lentamente los dos brazos, espirando con serenidad.
- Repita diez veces.

Ejercicio 3
- Siempre en la misma posición de pie, ponga las dos manos sobre la parte delantera de los dos muslos.
- Incline lentamente el tronco hacia adelante, dejando deslizar las manos sobre los muslos y espirando; no hay que forzar este movimiento: interrúmpalo en cuanto sienta el inicio de un tirón sobre los músculos de los riñones.
- Entonces, siempre lentamente e inspirando, vuelva hasta encontrar la posición vertical inicial, y después deje bascular el tronco hacia atrás, lentamente y con suavidad.
- En ningún momento debe contraer ni forzar el movimiento.
- Repita unas seis veces.

Ejercicio 4
- Siempre de pie, con el vientre hacia dentro sin contracción y las nalgas apretadas sin esfuerzo, extienda los dos brazos

horizontalmente haciendo una inspiración profunda; atención a no hundir los riñones.

- Una vez que los brazos estén completamente extendidos y relajados, lleve los antebrazos hacia la cabeza doblando los codos, hasta tocar la parte superior de cada hombro con el pulgar.
- Durante este movimiento espire serenamente.
- Repita diez veces.

Ejercicio 5
- Siempre en la posición de pie, con el cuerpo bien relajado, ponga las manos sobre las caderas (envolviendo los bordes de la pelvis con el pulgar y el índice separados).
- Después de una buena inspiración, bascule lateralmente el tronco hacia la derecha, espirando con lentitud; la amplitud del movimiento no tiene gran importancia, pero debe detenerse en cuanto sienta un comienzo de tirón sobre el flanco derecho.
- Entonces empiece a volver lentamente a la posición inicial inspirando.
- Haga una pausa muy breve (dos segundos), y después, al mismo tiempo que espira lentamente, inicie un movimiento idéntico basculando el tronco hacia la izquierda.
- Al final de la trayectoria, vuelva a la posición vertical.
- Por lo tanto, el ejercicio consiste en balancearse de un flanco al otro, coordinando esos movimientos con la respiración. En ningún momento hay que forzar los gestos.
- Repita diez veces.

Ejercicio 6
- Siéntese en una silla, relajado, con los brazos colgando a los lados, los pies separados unos treinta centímetros y las rodillas flexionadas.
- Levante lentamente la rodilla derecha, siempre flexionada, lo más alto posible, pero sin forzar ni tirar sobre el muslo: la espalda debe permanecer recta.

- A continuación, estire con lentitud la rodilla y llévela delante de usted, como para dar un golpe con la planta del pie, pero lentamente.
- Vuelva a llevar la pierna a la altura de la izquierda, sin haber puesto el pie en el suelo.
- Haga lo mismo con la rodilla izquierda, y repita unas diez veces.
- Este ejercicio exige un poco más de concentración para ejecutarlo con la lentitud y la relajación que se requieren.

Ejercicio 7

- Sentado en la silla, con las rodillas flexionadas, separe ligeramente las piernas, pero sin exageración (unos cincuenta centímetros).
- Deje colgar los brazos delante de usted, entre los muslos, con las manos y los dedos relajados.
- Con el busto bien erguido pero sin rigidez, haga una inspiración profunda, y después comience a doblar el busto hacia adelante (como para recoger un objeto del suelo), espirando lentamente; el objetivo es llegar a rozar el suelo con la punta de los dedos, sin tirar sobre los músculos de la espalda: en cuanto sienta el inicio de un tirón, hay que comenzar el movimiento, muy suavemente, de enderezamiento del busto. Haga cuatro o cinco flexiones.
- La dificultad al comienzo del entrenamiento es que uno se olvida de redondear bien la espalda y deja caer los hombros inclinándose hacia adelante, debido a lo cual, es decir, si se mantiene una cierta rigidez dorsal, sobreviene el tirón apenas se inicia el movimiento.
- Después de algunas sesiones de entrenamiento, será capaz de hacer este ejercicio -insustituible para la flexibilidad de toda la espalda- muy fácilmente.
- Llegará incluso a tocar el suelo con los puños cerrados (para ello calcule de cinco a seis semanas de entrenamiento diario).

> **Este ejercicio y los siguientes se hacen en el suelo, sobre la moqueta, la alfombra o una manta.**

Ejercicio 8

- Acuéstese de espaldas, con las piernas cómodamente flexionadas, los brazos estirados junto al cuerpo y la espalda bien en contacto con el suelo.
- Levante la rodilla derecha y cójasela con las dos manos, acompañándola con un movimiento lento y suave hacia el vientre y el pecho: atención, no hay que tirar, sino acompañar sin forzar; la espalda debe permanecer constantemente bien en contacto con el suelo.
- A continuación, vuelva a llevar la pierna a su posición inicial y haga lo mismo con la rodilla derecha.
- En una tercera fase, coloque las manos sobre cada pierna y dóblelas simultáneamente sobre el vientre y el pecho, sin forzar nunca el movimiento. La amplitud de este gesto de flexibilización no tiene ninguna importancia.

Ejercicio 9

- Siempre acostado de espaldas, con los brazos ligeramente separados del cuerpo, las palmas de las manos contra el suelo y las rodillas semiflexionadas, haga una inspiración honda.
- Después, despegue y levante la pelvis y la parte inferior de la espalda, espirando lentamente.
- Vuelva a la posición inicial.
- Repita seis veces.
- Para que se ejecute correctamente, este ejercicio no debe implicar esfuerzo muscular abdominal, ni apoyo sobre los brazos; los hombros y la cabeza deben permanecer en contacto con el suelo.

Ejercicio 10

- Ahora, póngase a cuatro patas, con la espalda bien relajada (atención a no hundir los riñones), la cabeza en la prolongación y sin ninguna rigidez en la nuca.
- El movimiento consiste en bajar el tronco hacia el suelo flexionando los codos, hasta que la frente toque el suelo, y después en levantarla, apoyándose en las manos. Espire al bajar el tronco, inspire al incorporarse.
- Proceda como siempre, lenta y tranquilamente, y concentrándose en cada gesto.

Observaciones sobre los ejercicios de calentamiento

Cinco minutos de estos ejercicios todas las mañanas al despertar le predispondrán a pasar una buena jornada. Por esa razón los recomendamos vivamente a todas las personas que sólo pueden hacer sus sesiones de entrenamiento por la mañana.

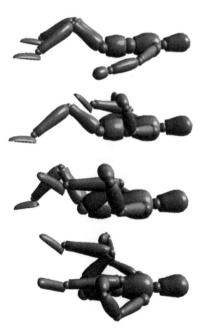

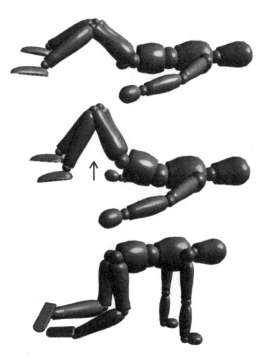

Además, estos ejercicios incluyen indirectamente estiramientos y refuerzos musculares suaves.

Las personas demasiado «oxidadas» para empezar de golpe un entrenamiento completo pueden comenzar durante el primer mes con ejercicios muy fáciles y poco agotadores, a condición de hacer dos sesiones diarias que incluyan los diez ejercicios cada vez.

Sepa entonces que:

- Los ejercicios en posición de pie (los cinco primeros) son excelentes para combatir el cansancio, especialmente las cervicalgias, después de una noche agitada.
- Los ejercicios en el suelo alivian las lumbalgias, mientras que las dorsalgias se atenúan con los ejercicios sobre la silla.

B) Ejercicios de estiramiento

Observaciones preliminares: recordemos que se aconseja hacer algunos ejercicios de calentamiento antes de realizar estiramientos.

Para estos últimos no hay un orden particular a seguir, en el sentido de que puede hacer estiramientos de los músculos dorsales hoy y estiramientos de los abdominales mañana. Sin embargo, se recomienda variar siempre los ejercicios en el curso de la misma sesión, es decir, que es preferible hacer trabajar en cada sesión todos los grandes grupos de músculos, y no uno solo.

Ejercicio 11
Este ejercicio permite estirar el conjunto de la región dorsal y mejora la movilidad toracicovertebral.

- De pie, colóquese en la posición de trabajo que debe adoptar de ahora en adelante para todos los ejercicios en esta postura: los pies separados unos treinta centímetros, las rodillas ligeramente flexionadas, la pelvis hacia atrás, las nalgas apretadas sin esfuerzo, el vientre hacia adentro, la espalda ligeramente echada hacia atrás, los hombros casi verticales a la pelvis y el mentón hacia adentro; debe sentir que el peso del cuerpo descansa esencialmente sobre los talones.
- Esfuércese por dominar esta posición; si es necesario, haga repeticiones delante de un espejo grande.
- Por lo tanto, estando en esta posición, coloque las dos manos una sobre la otra y póngalas sobre el esternón; los brazos deben estar extendidos perfectamente horizontales y la cabeza un poco hacia adelante.
- Ahora, empujará simultáneamente los codos hacia adelante, como para rechazar alguna cosa, y apoyará sin forzar las dos manos sobre el esternón. El efecto de esto será llevar hacia atrás y «desbloquear» las vértebras del segmento dorsal, lo que se traduce en una impresión de estiramiento a la altura de los dos omóplatos.

- Repita cinco veces, después de pausas de unos quince segundos.

Observación:
Este ejercicio se recomienda para combatir las cervicalgias.

Ejercicio 12
Se trata de estirar los grandes músculos de la espalda al mismo tiempo que los músculos de la zona lumbar.

- Colóquese correctamente, en posición de trabajo de pie (descrita en el ejercicio 11). Extienda bien recto el brazo izquierdo hacia el techo, con el puño caído y flojo. Lleve el brazo derecho hacia atrás por encima del pecho y pasándolo por debajo de la axila izquierda.
- Ahora, empuje con el dorso del puño como si quisiese alcanzar y tocar el techo, mientras que los dedos de esta mano tiran fuertemente hacia el brazo; el brazo derecho

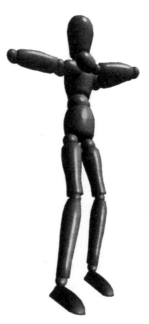

permanece bien en el eje. Hay que evitar inclinarse hacia el lado opuesto (en este caso, a la derecha).

- Manteniendo bien la posición, lleve el pecho hacia adentro y apoye las costillas contra la mano derecha que le sirve de apoyo, sin mover la cabeza; mantenga esta tensión durante 10 segundos, esforzándose por empujar la pelvis hacia atrás.
- Afloje todo; haga dos respiraciones profundas y serenas.
- Después, proceda de la misma manera con el brazo y el lado derechos. Repita tres veces la serie de movimientos.

Observación:
Este ejercicio, bastante difícil de dominar al comienzo, alivia muchas dorsalgias y lumbalgias recalcitrantes.

Ejercicio 13
Se trata de estirar los músculos de la columna cervical (que figuran entre los más solicitados y, por lo tanto, entre los más sujetos a contracturas y dolores).

- Colóquese en la posición de trabajo de pie.
- Deje que los brazos cuelguen a lo largo del cuerpo; flexione los puños, con los dedos orientados hacia afuera.
- Ahora, extenderá simultáneamente el dorso de los puños hacia el suelo bajando los hombros, y empujará con la parte superior del cráneo hacia el techo entrando el mentón. Mantenga la tensión durante 10 segundos, afloje y después repita tres o cuatro veces con pausas de 15 segundos.

Observación:
Este ejercicio es particularmente eficaz contra las cervicalgias relacionadas con una mala posición durante el sueño.

Ejercicio 14
Se trata de estirar los grandes músculos de la espalda que se insertan en la parte superior en los brazos y en la parte inferior en la pelvis. Muy

solicitados, especialmente cuando se lleva una carga, suelen hallarse en estado de retracción, de ahí las dorsalgias y lumbalgias dolorosas.

- Por lo tanto, póngase en posición de trabajo de pie.
- Levante el brazo derecho por encima de la cabeza, flexione el codo de manera que el antebrazo descanse sobre la parte superior del cráneo y cierre la mano sin apretar.
- Coloque el brazo izquierdo alrededor del pecho y agárrese la axila derecha con la mano.
- Ahora, coordinará simultáneamente los movimientos siguientes:
  - La punta del codo derecho tira hacia arriba, mientras mete el pecho hacia adentro como si lo empujase contra la espalda.
  - Bascule la pelvis hacia atrás, pegando las costillas contra la mano derecha; no hay que inclinar el busto hacia el lado opuesto.
  - Mantenga esta posición de extensión durante 10 segundos y después afloje.
- Después de una pequeña pausa, proceda de la misma manera con el brazo izquierdo.
- Repita cuatro o seis veces, según el estado de cansancio.

Observación:
Este ejercicio está particularmente indicado en las dorsalgias debidas a una mala postura a lo largo de mucho tiempo (por ejemplo, cuando se ha conducido durante más de dos horas seguidas, en malas condiciones de circulación).

Ejercicio 15
El objetivo es estirar los pequeños músculos profundos de todo el raquis, disminuyendo las tensiones de los ligamentos y las presiones sobre los discos.

- Póngase de pie contra una pared en la posición siguiente:

- Los pies adelantados unos treinta centímetros y separados unos cuarenta centímetros.
- La pelvis, los omóplatos y la parte posterior de la cabeza apoyados contra la pared.
- Debe sentirse bien asentado y en equilibrio.
- Cuando la columna vertebral está demasiado extendida, al comienzo del entrenamiento suele suceder que no se llega a colocarse correctamente en esta posición (pelvis demasiado despegada de la pared, imposibilidad de apoyar al mismo tiempo los omóplatos y la parte posterior de la cabeza contra la pared).
- En ese caso, espere unos días, o incluso una semana o dos, antes de hacer este ejercicio; mientras tanto, su columna llegará a ser más flexible gracias a los ejercicios más fáciles.
- En resumen, cuando pueda colocarse como se ha indicado, esfuércese por pegar los riñones contra la pared haciendo bascular la pelvis: para ello, meta el vientre hacia adentro llevando el bajo vientre hacia arriba.
- Estire el cuello, meta hacia adentro el mentón y empuje hacia el techo con la parte superior del cráneo.
- A continuación, levante lentamente los brazos extendidos como para ponerlos en contacto con la pared detrás de usted; este movimiento será detenido a medio camino o incluso antes por la tensión de los músculos profundos de la espalda y los de los hombros. No fuerce e interrumpa el movimiento en cuanto la tensión se vuelva casi dolorosa.
- Mantenga esta posición durante 10 segundos, respirando tranquilamente y lo más hondo posible.
- A continuación, relájese, con los brazos a lo largo del cuerpo.
- Repita de tres a seis veces, haciendo pausas de 10 segundos.

Observación:
Este ejercicio es uno de los mejores que existen para estirar la columna en profundidad y devolverle flexibilidad y tonicidad, reforzando los abdominales.

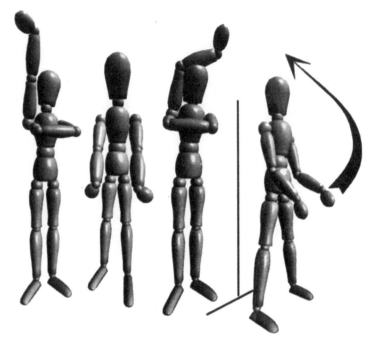

Es el indicado para combatir todas las raquialgias de posturas y de sedentarismo.

Ejercicio 16
Su objetivo es el estiramiento simultáneo en el mismo movimiento de los músculos, los ligamentos y los tendones de la espalda, de los hombros, del vientre y de las piernas.
Su ventaja es la simplicidad y la facilidad de ejecución.

- Póngase frente a una pared, en la posición siguiente:
  - Con los pies separados unos treinta centímetros y a una distancia conveniente de la pared.
  - Incline el tronco hacia adelante, de manera que las manos queden planas sobre la pared; ajuste la distancia entre los pies y la pared, a fin de no sentir ningún tirón en esta posición en reposo.
  - Las rodillas deben estar libres, sin tensión.

- Los brazos bien rectos, con los codos extendidos, están en la prolongación de los hombros (ninguna desviación hacia adentro o hacia afuera).
- Tómese tiempo para colocarse bien en esta posición.

- El movimiento de estiramiento consiste entonces en bajar el pecho hacia el suelo, mientras que con las nalgas se empuja hacia atrás y hacia arriba, en tanto los brazos permanecen extendidos, las manos bien apoyadas contra la pared y las rodillas estables (no las doble, ni siquiera de manera imperceptible).
- Prosiga con este doble movimiento hasta que sienta una tensión en todo el largo de la espalda y en la parte posterior de los muslos. Deténgase en cuanto la tensión se vuelva agotadora.
- Aflójese.
- Debe poder mantener esta posición de estiramiento al límite del cansancio durante 10 segundos.

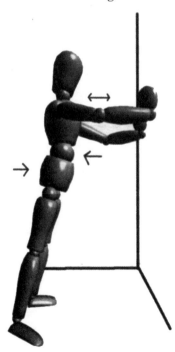

- Repita de seis a diez veces, con pausas de 10 segundos, sin cambiar de posición.

Observación:
Este ejercicio, particularmente recomendado a los principiantes que no practican actividades físicas desde hace mucho tiempo, alivia las lumbalgias rebeldes.

Ejercicio 17
Se propone el estiramiento de los músculos profundos de la parte inferior de la espalda y de las nalgas, cuya retracción es una de las principales causas de lumbalgias de quienes trabajan sentados.

- Para ejecutarlo, hay que ponerse como se indica:
  - Póngase de pie delante de un taburete o de una silla.
  - Coloque el pie derecho sobre el taburete, con la rodilla flexionada y la punta del pie vuelta hacia adentro.
  - El pie izquierdo que sirve de apoyo debe estar a unos treinta centímetros detrás del taburete, con la rodilla ligeramente flexionada.
  - En esta posición debe sentirse en equilibrio y relajado.
- Ahora, ponga la mano derecha sobre la parte superior del muslo derecho; la mano izquierda, sujeta a la rodilla derecha.
- Al mismo tiempo que estira la rodilla derecha hacia dentro, incline el tronco un poco hacia adelante para bloquear la pelvis y empuje hacia atrás con la nalga derecha. En cuanto sienta que la tensión alcanza un nivel casi doloroso, relájese.
- Vuelva a poner el pie derecho en el suelo y respire hondo.
- Después haga el mismo movimiento con la pierna izquierda.
- Repita de cuatro a seis veces.

Observación:
Este ejercicio distiende en profundidad la región sacrolumbar. Es un medio eficaz para combatir las lumbalgias, en particular las que están vinculadas al trabajo de pie.

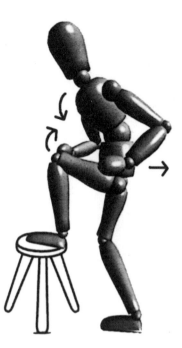

Ejercicio 18
Está destinado a estirar los músculos abdominales.

- La posición inicial es muy simple: sentarse sobre un taburete o sobre una silla, con los pies bien planos y con una separación de unos treinta centímetros, la espalda y la cabeza alineada, relajada y en equilibrio (corrija eventualmente la tendencia a hundir los riñones).
- Ahora, levante lentamente los dos brazos extendidos, con los puños cerrados, un poco hacia adelante de la cabeza.
- En el mismo movimiento, estire los brazos hacia arriba y adelante, empuje con la parte superior del cráneo, como para estirar la longitud del tronco, entre el vientre levantando el estómago hacia el diafragma, basculando la pelvis ligeramente hacia adelante, con las nalgas apretadas.
- Mantenga esta posición durante 10 segundos.
- Afloje y después repita diez veces, con pausas de 10 segundos.

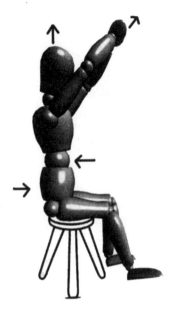

Observación:

Este ejercicio muy simple puede ejecutarse en la oficina varias veces al día. Combate el cansancio del trabajo sedentario y previene las lumbalgias debidas a la compresión del tronco sobre la región sacrolumbar. Se recomienda igualmente a las personas que tienen tendencia a la ptosis abdominal.

Ejercicio 19

Se propone el estiramiento simultáneo de los músculos abdominales y dorsales.

- Acuéstese de espaldas, en la posición siguiente:
    - Extienda la pierna derecha y el brazo derecho, con el puño doblado y la cabeza apoyada sobre un cojín bastante delgado.
    - Doble la pierna izquierda, con la rodilla flexionada y el pie bien apoyado sobre el suelo.
    - Meta el vientre hacia adentro, apretando las nalgas a fin de bloquear la pelvis.

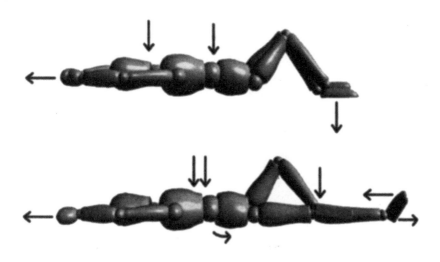

- Ahora, al mismo tiempo debe estirar el talón derecho (como para llevarlo más lejos hacia adelante), contraer la punta del pie llevándolo hacia la rodilla, mantener bien pegada al suelo la pierna en todo su largo, comprimir el vientre empujando el diafragma y empujar con el puño derecho en una dirección exactamente opuesta a la del talón. La combinación de los dos movimientos culmina en una especie de «descuartizamiento» del cuerpo, como si dos personas tirasen una de su talón y la otra de su brazo, en sentido opuesto.
- Mantenga esta posición durante 10 segundos y relájese.
- Después de una pausa, proceda del lado izquierdo.
- Repita seis veces, con pausas de 10 segundos.

Observación:
Este ejercicio, doblemente útil y eficaz, permite combatir las contracturas en todos los segmentos de la columna vertebral.

Se recomienda para aliviar todas las dorsalgias, sea cual sea su localización. Pero conviene coordinar perfectamente los diferentes movimientos.

Ejercicio 20

Este ejercicio, llamado de «Sambucy», se propone «flexibilizar las vértebras lumbares en la rotación, liberar las articulaciones posteriores y hacer trabajar a los músculos abdominales grandes rectos, oblicuos y transversos, de manera estática y dinámica a la vez».

Por lo tanto, es intermedio entre el estiramiento y el refuerzo muscular, de ahí su interés.

- La posición de trabajo es bastante simple a primera vista:
  - Acuéstese de espaldas, con los brazos a lo largo del cuerpo y las manos planas sobre el suelo.
  - Doble los muslos y las piernas (juntas, pero no apretadas una contra la otra), de manera que los muslos en relación con el tronco, y las piernas en relación con los muslos, estén en ángulo recto. Aquí se presenta la dificultad, sobre todo para el principiante. Ahora bien, la eficacia del ejercicio depende de esta particular posición.
  - Para evitar la dificultad, en las primeras semanas de entrenamiento puede disponerse un taburete debajo de las pantorrillas a fin de que sirva de apoyo a las piernas; la altura del taburete debe ser la adecuada para que la pierna

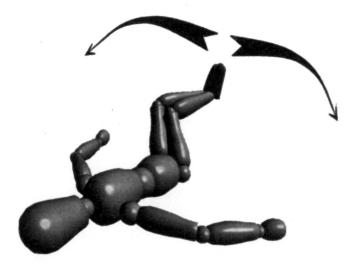

pueda formar un ángulo recto en relación con el muslo (un taburete demasiado alto abre el ángulo; demasiado bajo, lo disminuye).

- Una vez que se haya adoptado la posición correcta, el movimiento consiste en bascular lentamente las rodillas a la derecha, inspirando tranquilamente.
- Se detiene el movimiento a media distancia en relación con el suelo; el tronco y la columna vertebral deben permanecer inmóviles (apóyese sobre los brazos); evite despegar los riñones del suelo.
- Cuando se ha detenido el movimiento bascular como se indicó, a continuación vuelva a llevar lentamente las rodillas a la posición inicial, espirando con suavidad.
- Después de una pausa de 10 segundos, efectúe un movimiento bascular idéntico, pero esta vez sobre el lado izquierdo.
- Repita unas 10 veces, con pausas.

Observación:
Este ejercicio, técnicamente bastante difícil de ejecutar, está sin embargo recomendado a todos los que no practican ningún deporte. En efecto, hace trabajar un gran número de músculos, a los que flexibiliza, estira y tonifica al mismo tiempo.

C) Ejercicios de refuerzo y de tonificación

Observaciones: los ejercicios que se describen a continuación están concebidos para devolver potencia, tonicidad y flexibilidad a los músculos, a fin de reforzar la protección del conjunto vertebral.

Le recomendamos comenzar a practicarlos con regularidad después de tres o cuatro semanas de entrenamiento con ejercicios de calentamiento y estiramiento, sobre todo si pertenece al tipo sedentario y practica muy pocas actividades físicas.

De una manera regular, programe siempre algunos ejercicios de calentamiento y/o estiramiento antes de hacer ejercicios de refuerzo, a fin de prevenir cualquier incidente (un músculo «frío» puede reaccionar dolorosamente, si se lo obliga a trabajar con fuerza).

Ejercicio 21
Para reforzar los músculos dorsales profundos y superficiales.

- Póngase de pie frente a una pared, con las piernas rectas pero no rígidas, los pies planos a cincuenta centímetros de la pared y separados entre sí unos treinta centímetros.
- Adopte la posición de equilibrio dinámico, con el vientre metido hacia dentro, las nalgas apretadas, la pelvis ligeramente hacia atrás, el mentón hacia dentro y la cabeza erguida.
- Ponga las manos sobre la pared, con las palmas planas y vueltas hacia adentro, y los codos ligeramente flexionados.
- El movimiento consiste en acercarse lentamente a la pared sin buscar tocarla con la frente, basculando la parte superior del cuerpo hacia adelante.

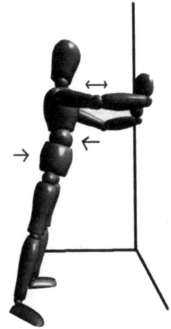

- Para controlar el movimiento, no se sirva de los brazos, sino de los músculos de la espalda y del vientre, que extenderá lo suficiente pero sin exageración.
- Cuando la cabeza llegue a estar a diez centímetros de la pared, inicie un movimiento lento de enderezamiento, a fin de recuperar la posición de pie inicial: en esa postura, exija lo menos posible a los músculos de los brazos, y haga trabajar los de la espalda y del abdomen.
- Durante estos movimientos, espire lentamente acercándose a la pared y después inspire enderezándose.
- Haga una pausa de 10 segundos, y después repita unas diez o quince veces.

Observación:
Es el ejercicio de refuerzo muscular de la espalda más simple, pero el menos eficaz.

Está recomendado como complemento de los ejercicios de estiramiento, aconsejados para aliviar las lumbalgias.

Ejercicio 22
Para un refuerzo global de toda la musculatura dorsal.

Concebido por el doctor Arlaud, especialista de la medicina vertebral a comienzos de siglo, este ejercicio sigue siendo uno de los mejores porque, además de su eficacia, protege totalmente los discos y las vértebras.

- En posición de pie: acuéstese boca abajo, con las piernas bien estiradas, los brazos extendidos hacia adelante en la prolongación de los hombros, las palmas abiertas colocadas planas sobre el suelo y la frente contra éste; en caso de combadura pronunciada (hiperlordosis lumbar), se colocará un cojín de espesor medio debajo del vientre.
- El movimiento se desarrolla de esta manera: levante lo más alto posible los brazos y las manos, sin acentuar el hueco de los riñones y manteniendo las palmas vueltas hacia abajo y los codos rígidos.

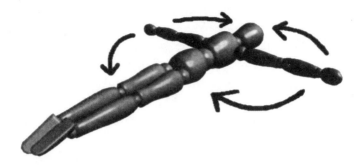

- A continuación, vuelva a llevar los brazos lentamente hacia atrás sobre los lados (como si quisiese trazar un semicírculo con los dos miembros superiores).
- Cuando llegue a la posición de los «brazos en cruz», manténgala durante tres segundos y después continúe el movimiento de los brazos hacia abajo, para llevarlos a lo largo de los muslos.
- Mantenga esta posición durante tres segundos y después vuelva a llevar los brazos a la posición de los «brazos en cruz», haga una pausa de tres segundos, y por último vuelva a la posición inicial, con los brazos estirados delante de usted, en la prolongación de los hombros.
- Apoye las manos, con las palmas contra el suelo, y respire tranquilamente durante veinte segundos.
- Repita dos veces al comienzo del entrenamiento y después aumente progresivamente el número de movimientos (3, 5, 7, etc.), sin superar nunca los límites del cansancio.

Observación:

Hay que cuidar de no levantar el pecho en el curso de este ejercicio, lo que tendría como efecto acentuar la combadura lumbar. Asimismo, no apoye la frente contra el suelo, para evitar una compresión a la altura de la columna cervical.

Este ejercicio se recomienda vivamente a todos los que padecen de raquialgias, pero cuando no estén sufriendo accesos de dolor.

Ejercicio 23

Para reforzar los músculos de la región lumbar y de las nalgas (a menudo muy contraídos y doloridos).

- Adoptar la siguiente posición:
  - Acostado de lado en el suelo, de preferencia a lo largo de una pared para mantener un buen alineamiento de las piernas, del tronco y de la cabeza.
  - Doble la pierna en contacto con el suelo para evitar una combadura de los riñones.
  - El brazo en el suelo sirve de cojín para sostener la cabeza y el brazo libre está doblado a la altura del esternón, pero contra el suelo para servir de apoyo al tronco e impedir que se incline.
  - La pierna libre está extendida, con el talón apoyado en el suelo.
- El movimiento a hacer es el siguiente: se tira con fuerza sobre la punta del pie libre (el de debajo) como si se quisiese apuntar con los dedos del pie hacia la rodilla, y al mismo tiempo se levanta lentamente la pierna libre bien extendida hasta que quede horizontal: no es necesario que vaya más alto.
- Durante este movimiento, la pelvis debe permanecer estable, sin inclinarse sobre el costado. La elevación de la pierna se hará muy lentamente: seis segundos entre el despegue del suelo y la posición en línea horizontal.
- Manténgala así durante tres segundos y después vuelva a bajarla hacia el suelo muy lentamente (seis segundos).
- Haga una pausa y después repita unas diez veces.
- Después, gírese cambiando de lado para hacer trabajar a la otra pierna.
- Si trabaja tendido a lo largo de una pared, tiene que invertir el lugar de la cabeza y de las piernas: incorpórese y después vuelva a tenderse sobre el lado anteriormente libre.

Observación:
El beneficio de este ejercicio sólo se manifiesta después de
varias semanas de entrenamiento regular; pero es un beneficio de larga duración.

El ejercicio puede complementar ventajosamente los
estiramientos recomendados para combatir las lumbalgias
recalcitrantes.

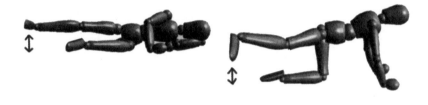

Ejercicio 24
El objetivo es reforzar los músculos abdominales, cuya importancia crucial para el mantenimiento de una columna vertebral sana, y para prevenir y combatir las raquialgias de cualquier origen, hemos señalado en
varias ocasiones.

- La posición de trabajo es la siguiente:
    - Acuéstese de espaldas en el suelo, con los muslos y las pier-
      nas flexionados de manera que queden en ángulo recto.
    - La espalda estará pegada al suelo en todo su largo, a fin
      de borrar o atenuar el hueco de los riñones y la cifosis de
      la parte superior de la espalda (aflojar bien los hombros).
    - El cuello está libre, sin contracción (si es necesario, soste-
      nido por un cojín delgado), con el mentón metido hacia
      dentro.
- El movimiento se desarrolla de la manera siguiente: coloque las manos sobre los muslos; haga una inspiración
  profunda y después apoye con fuerza las manos contra
  los muslos como para forzarlos a doblarse, pero al mismo

'tiempo ejerza una gran resistencia de los muslos como si se opusiesen al empuje de los brazos.

- Durante este movimiento, meta el vientre hacia dentro contrayéndolo, espirando lentamente.
- Mantenga el esfuerzo durante al menos seis segundos hasta el fin de la espiración, sin erguir nunca la cabeza.
- Relájese, haga una pausa de 15 a 20 segundos y después repita unas diez veces.

Observación:
Es uno de los ejercicios mejores y más fáciles para reconstituir una musculatura abdominal digna de ese nombre.

Es el ejercicio complementario ideal de todos los estiramientos, fuera de los períodos de dolores agudos.

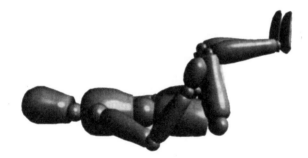

Ejercicio 25
Para reforzar y tonificar los músculos abdominales en su conjunto.

- La posición inicial es la siguiente: acostado de espaldas, bien plano, con las rodillas dobladas, las manos en las caderas y la cabeza apoyada sobre un pequeño cojín para sostener la nuca.
- El movimiento consiste en, con simultaneidad, erguir el busto, con la cabeza vuelta cómodamente hacia atrás como para mirar la pared detrás de usted, y en volver a llevar los muslos sobre el vientre, como si quisiese tocarse el tórax con las rodillas, manteniendo la espalda en gran medida pegada al suelo.

- Hay que contraer los abdominales y espirar lentamente.
- Después de seis segundos en esta posición, volver suavemente a la posición inicial, con la espalda pegada al suelo, los pies en él y las rodillas dobladas.
- Con pausas interpuestas, repita al menos seis veces, y más si no se siente cansado.

Observación:
Es indispensable ejecutar bien este ejercicio, cuya simplicidad es bastante engañosa.

Sobre todo, se cuidará de tener la cabeza vuelta hacia atrás pero sin contracción, pues de lo contrario se despertaría una vieja cervicalgia olvidada.

Ejercicio 26
Para reforzar un músculo abdominal particular, pero que juega un papel importante en la economía vertebral en general: el músculo transverso. Es su aflojamiento o su debilitamiento lo que desencadena innumerables lumbalgias «incomprensibles».

- Posición de trabajo: colóquese de pie delante de una mesa; con las piernas extendidas, incline el busto a fin de colocar las manos apoyadas sobre la mesa, con los codos extendidos.
- El movimiento es casi estático: se inspira profundamente hinchando el vientre; se cierra la boca y después se espira lentamente por ella, con las mejillas hinchadas (como las de un trompetista), los labios apenas entreabiertos para dejar pasar sólo un débil hilillo de aire (boca de «culo de gallina»).
- La espiración se hace con fuerza y muy lentamente a la vez, para que dure el mayor tiempo posible sin experimentar molestias. Con esta forma especial de respiración, es el músculo transverso el que suministra el máximo de trabajo, y no el diafragma ni los músculos respiratorios pectorales.

<u>Observación:</u>
Se trata de un ejercicio simple y eficaz, que puede realizar todo el mundo. El refuerzo del transverso previene la ptosis abdominal y complementa los ejercicios de estiramiento recomendados contra las lumbalgias.
Sin embargo, se cuidará de no forzar nunca el movimiento de espiración, sobre todo al comienzo del entrenamiento.

Ejercicio 27
Para reforzar los músculos de la nuca. La columna cervical es de una gran fragilidad; además, los músculos que la sostienen son bastante finos, y se debilitan con rapidez por falta de mantenimiento.

Por otra parte, los ejercicios dinámicos sobre esos músculos están contraindicados en razón de los riesgos que suelen implicar.

Por lo tanto, aquí se describe un ejercicio estático, es decir, que no implica movimiento, que puede reforzarlos sensiblemente si se practica con regularidad.

- Posición de trabajo: sentado sobre una silla ante una mesa.
- Los codos bien apoyados sobre la mesa y el mentón descansando en el hueco de las dos manos unidas.
- Entonces se efectúan fuertes contracciones de los músculos a la altura del cuello, como si se quisiese forzar la cabeza para flexionar. La cabeza no debe moverse; los antebrazos bien asentados sobre la mesa se lo impiden.
- El esfuerzo de contracción no debe durar más de 6 segundos.
- Relaje el esfuerzo durante 10 segundos y después repita cinco o seis veces.

<u>Observación:</u>
Como en todo lo que afecta a la columna cervical, aquí se debe ser muy prudente. Hay que dejar de hacer este ejercicio a la menor sensación dolorosa durante su realización o después.

Hecha esta salvedad, el refuerzo muscular de la columna cervical, sobre todo si se inicia precozmente, previene la artrosis de esta zona y las cervicalgias de postura.

D) ¿Cómo establecer su programa personal de entrenamiento?

Los ejercicios que acabamos de describir tienen un doble objetivo:

* mantener y consolidar la musculatura de sostén de la columna vertebral, y
* aliviar y combatir ciertos dolores de espalda.

Por consiguiente, pueden utilizarse de manera diaria como una disciplina de prevención, y puntualmente como un remedio natural contra el dolor de espalda.

Programa mínimo cotidiano
Un programa mínimo diario de mantenimiento debe incluir al menos:

* tres ejercicios de calentamiento al comienzo de la sesión,
* cuatro ejercicios de estiramiento, y
* tres ejercicios de refuerzo.

Hay que variar esos ejercicios y no realizar siempre los mismos. Sin embargo, en ciertas circunstancias su elección debe estar dirigida.

Por ejemplo, si es una persona hipertónica y joven, deberá privilegiar sobre todo los ejercicios de calentamiento y de estiramiento que relajarán sus músculos.

Por el contrario, si es una persona más bien hipotónica, conceda más importancia a los ejercicios de refuerzo, sin descuidar los demás.

El ejercicio puntual
Los ejercicios también pueden aliviar ciertos dolores de espalda: es el uso puntual.

Por ejemplo, si sufre de una lumbalgia difusa, puede disminuir o incluso suprimir el dolor efectuando, fuera de las sesiones de mantenimiento diario, los ejercicios más eficaces contra las lumbalgias.

Cuando los dolores hayan cesado, deberá reorganizar su programa de mantenimiento a fin de flexibilizar, estirar y reforzar más particularmente los músculos implicados en su lumbalgia.

Ejercicios en función de la localización de los dolores
La siguiente es la distribución de los ejercicios en función de la localización de los dolores en los segmentos vertebrales (un mismo ejercicio puede convenir a varios tipos de raquialgias):

- Cervicalgias: ejercicios n. 1, 2, 7, 10, 11, 13, 15, 19, 22, 25 y 27.
- Dorsalgias: ejercicios n. 1, 2, 4 , 8, 9, 10, 11, 12, 14, 15, 19, 22 y 25.
- Lumbalgias: ejercicios n. 1, 3, 4 , 5, 6, 8, 9, 10, 12, 15, 16, 17, 18, 19, 21, 22, 23 y 26.

Regla general: una sesión de ejercicios con un propósito curativo debe incluir siempre dos ejercicios de calentamiento, dos de estiramiento y uno de refuerzo, cuando lo haya.

Por ejemplo, para combatir una dorsalgia moderada, comience por los ejercicios 4 y 9, continúe con el 14 y el19 y termine con el 22.

Nota importante: en caso de dolor agudo (del tipo tortícolis o lumbago), el mejor remedio es el descanso.

Si el dolor persiste después de un día de descanso completo, debe consultarse a un kinesioterapeuta.

Los remedios terapéuticos

El dolor de espalda no es una fatalidad

No estamos condenados, desde el nacimiento, a sufrir de la espalda toda o parte de nuestra vida, episódicamente o de manera crónica. Ya, aplicando el programa de prevención detallado en la tercera parte, es completamente posible eliminar más de dos tercios de los riesgos de tener dolor de espalda (aparte de las malformaciones y de los grandes procesos patológicos generales que, por otra parte, sólo representan una muy escasa proporción de los dolores de espalda comunes).

Tampoco estamos desarmados cuando el dolor de espalda se ha instalado, ya sea porque no supimos prevenirlo, ya sea como consecuencia de un accidente o por cualquier otra causa.

Usted tiene los medios para eliminar el dolor

De hecho, disponemos de un verdadero arsenal terapéutico, ¡y en este campo habría más bien plétora de medios y de técnicas que escasez! Sólo que la naturaleza humana es muy compleja. Tal método terapéutico puede hacer milagros sobre la enfermedad de tal persona, y resultar totalmente ineficaz en otra. Además, ciertas personas prefieren curarse con medios medicamentosos químicos (alopatía); otras, en cambio, les tienen aversión y sólo quieren utilizar métodos naturales (medicinas alternativas).

Lo esencial, desde nuestro punto de vista, es la eliminación del sufrimiento. No inducimos a ningún juicio de valor sobre tal o cual método terapéutico (salvo los métodos propios de los charlatanes, que se condenan por sí solos).

Por lo tanto, pasaremos revista a las principales vías que se proponen para combatir el dolor de espalda. A cada uno le corresponde hacer su elección y, eventualmente, probar varios medios, hasta dar con el que sea más conveniente en su caso personal.

El descanso

Es el tratamiento más simple, y a menudo el más eficaz, si no el único recomendable, en las crisis agudas de dolor de espalda (lumbago, tortícolis, bloqueo articular, desgarro muscular, etc.).

Tenga una buena cama

- El descanso obligado se hace en la cama, especialmente cuando el dolor agudo está localizado en la región lumbar.
- La calidad de la cama es esencial: el somier y el colchón deben ser duros y suficientemente flexibles a la vez para permitir al enfermo encontrar una posición que le alivie.
- Si el dolor afecta a la columna cervical, el papel de la almohada no es menos importante: hay que prever una almohada especial, tipo nucal, para atenuar al máximo las presiones sobre las vértebras cervicales.

  A veces es indispensable llevar un collarín minerva para limitar los movimientos generadores de dolor en ese segmento. De lo contrario, se agravaría la enfermedad. En general, el dolor disminuye de intensidad o desaparece completamente al cabo de dos o tres días.

El calor y el frío

El calor se utiliza tradicionalmente en casa para combatir las agujetas, las contracturas que se producen como consecuencia de esfuerzos musculares o de golpes de frío, y los accesos dolorosos de origen artrósico.

En efecto, el calor activa la circulación sanguínea, lo que permite acelerar la eliminación de los desechos y las toxinas; combate la inflamación y flexibiliza las fibras de los músculos.

Para obtener calor

- El medio más utilizado es la bolsa de agua caliente, que se aplica directamente sobre la región dolorida.
- También se recurre al aire caliente de un secador de pelo. Este sistema se recomienda en los lumbagos y en los tortícolis de carácter benigno, como consecuencia de enfriamiento; pero se evitará el contacto directo con la piel, pues hay riesgo de quemadura leve.
- Las lámparas de infrarrojos han sustituido ventajosamente a las brasas de antaño. Pero también aquí hay que actuar con precaución.
- Una toalla mojada en agua caliente y escurrida puede constituir una envoltura que alivie las contracturas, en particular cuando están localizadas en la región cervical; hay que renovarla con frecuencia, sin esperar a que la toalla se enfríe.

Las cataplasmas

Las cataplasmas son otro medio tradicional de gran eficacia cuando el dolor se circunscribe a una pequeña zona vertebral o articular.

Las más recomendadas son:

Cataplasma de harina de lino:
- En una cacerola que contenga una cantidad de agua suficiente, que se calienta a fuego suave, se diluyen 200 gramos o más de harina de lino.
- Se remueve continuamente, hasta la obtención de una pasta bastante dura.
- A continuación, se envuelve esta pasta, a la que pueden añadirse unas gotas de aceites esenciales o de polvo de alcanfor, en una gasa que se aplica sobre la zona dolorida.
- La cataplasma nunca debe quemar.
- En cuanto comienza a entibiarse se la retira, sin esperar a que se enfríe.

- Hay que renovarla si es necesario, o envolver la parte que se acaba de tratar con una prenda o un paño de lana para mantenerla abrigada.

> **ATENCIÓN: Cuando se trata la columna cervical, siempre se pone la cataplasma, sea cual sea su composición, sobre la nuca y nunca sobre la garganta.**

<u>Cataplasma de harina de mostaza o sinapismo</u>: el mismo procedimiento que para la cataplasma de harina de lino. El sinapismo es rubefaciente (la piel se vuelve roja) y favorece la circulación sanguínea.

No hay que abusar de este tipo de cataplasmas (una aplicación al día, a lo sumo dos, nunca más}, pues puede provocar lesiones en la piel.

<u>La cataplasma de fécula de patata</u>, que se prepara de la misma manera que las anteriores, tiene propiedades antiinflamatorias que la hacen especialmente adecuada para los accesos inflamatorios de la artrosis.

<u>El parafango</u>, de venta en las tiendas especializadas y ciertas farmacias, es una cataplasma hecha a base de parafina y barro, que contiene minerales y oligoelementos.

Los kinesioterapeutas la emplean con mucha frecuencia, pero también puede utilizarse en casa. Muy práctica, es reutilizable.

<u>La cataplasma de hojas de col</u> alivia notablemente las contracturas y los esguinces.

- En agua caliente y bien salada (con un puñado de sal marina gorda) se echan cuatro, cinco o más hojas, según la extensión de la zona a tratar.
- Se deja que se ablanden durante tres minutos y después se aplican directamente sobre la piel.
- Para mantenerla en su sitio, hay que envolverla con una franela o una toalla. Se retira en cuanto se entibie.

Puede renovarse tantas veces como se desee.

> **ATENCIÓN: Las hojas no deben cocerse; sólo hay que ablandarlas durante tres minutos.**

El frío también combate el dolor

El frío es un excelente medio para combatir los dolores cuando se produce una crisis inflamatoria aguda, un impacto o un traumatismo. En efecto, provoca una fuerte vasoconstricción que impide el derrame de sangre.

- Tradicionalmente, se utiliza una bolsa llena de cubitos o de hielo triturado que se aplica sobre la zona dolorida, cuya piel debe estar siempre protegida por una franela o una capa de gasa.
- Desde hace algunos años se encuentran en las tiendas aerosoles refrigerantes, cuyo empleo es mucho más cómodo. Son los aerosoles que los entrenadores emplean en los estadios para aliviar a los deportistas víctimas de un impacto, de un traumatismo o de una distensión.

> **La herida no debe estar abierta.**

La osteopatía

La osteopatía es un método manual, bastante cercano a las manipulaciones médicas, concebido por el Americano Taylor Still en el siglo pasado. Se interesa por la columna vertebral, pero también por los órganos y las vísceras, desde un enfoque biomecánico.

Los principios de la osteopatía

La osteopatía descansa sobre varios principios:

- Toda perturbación de una estructura mecánica del organismo, como las vértebras, puede provocar trastornos en el territorio de inervación que le corresponde: «La estructura gobierna a la función».
- Una perturbación puede ocasionar trastornos a distancia.
- El cuerpo puede autocurarse cuando las estructuras mecánicas recuperan su estado normal y sus movimientos.
- Tanto la circulación sanguínea como la linfática juegan un papel esencial en los procesos inflamatorios y degenerativos, que se retrasan o se atenúan cuando ambas son normales.

Como puede verse, la osteopatía tiene un enfoque global del organismo, un poco a la imagen de las doctrinas médicas asiáticas. Existen numerosos médicos osteópatas, unos de formación médica clásica, otros formados en centros especializados. Por supuesto, siempre es preferible dirigirse a un verdadero médico que domine bien las técnicas osteopáticas.

Osteopatía y lumbalgias rebeldes

La osteopatía puede aliviar la mayoría de las raquialgias benignas, es decir, las más frecuentes, y en especial las lumbalgias rebeldes a los analgésicos.

Está contraindicada en los estados mórbidos graves, las enfermedades infecciosas y los trastornos nerviosos.

La quiropráctica

Otro método nacido en Estados Unidos hace un siglo es la quiropráctica, que actúa mediante manipulaciones directas de la columna vertebral y de los miembros superiores e inferiores.

Por cierto, los gestos del quiropráctico están codificados. Pero los accidentes no son raros. La eficacia y la inocuidad de este método dependen en lo esencial de la experiencia y del tino del practicante facultativo.

Se considera contraindicada para los niños y los adolescentes, las personas con huesos frágiles, las personas ancianas y las muy emotivas. A tener en cuenta con la mayor prudencia.

La kinesioterapia y la reeducación funcional

La kinesioterapia utiliza diversos métodos de movimientos y de masajes, con el objetivo de aliviar los dolores de espalda, de reeducar la musculatura dorsal y abdominal, y de participar en la rectificación dinámica de las malas actitudes y posturas.

En principio, uno se dirige al kinesioterapeuta una vez que el reumatólogo ha terminado su tratamiento con éxito.

La reeducación

La reeducación se propone devolver a una espalda dolorida la libertad de movimiento que el dolor le ha hecho perder. Consiste en reforzar los puntos débiles del sistema vertebral en su conjunto; los músculos dorsales, abdominales y de los glúteos vuelven a aprender a trabajar juntos armoniosamente, lo que asegura una distribución óptima de las presiones sobre los diferentes segmentos vertebrales. Los músculos de los muslos y de las piernas también se reeducan a fin de ofrecer a la columna un basamento perfectamente estable y sólido.

El método consiste en diversos movimientos estudiados en los menores detalles para alcanzar el objetivo de una recuperación del equilibrio funcional. Una buena reeducación no debe provocar nunca, ni durante ni después de la sesión, el menor dolor vertebral.

La kinesioterapia

La kinesioterapia y la reeducación no son de ninguna manera la panacea contra el dolor de espalda. En realidad, los casos en que resultan verdaderamente necesarias son bastante poco numerosos, sobre todo en los dolores de origen mecánico. Para muchos especialistas, la prescripción a tontas y a locas de 40 sesiones de kinesioterapia es una pura aberración.

Los masajes, a menudo realizados por el kinesioterapeuta, aportan indiscutiblemente un alivio muscular en la mayoría de los dolores de espalda. Pero es necesario que sean realizados por un practicante facultativo con una buena formación y experiencia, algo que, lamentablemente, no es el caso general.

Por el contrario, el dominio del gesto técnico del masaje parece perderse. Por otra parte, técnica exclusivamente manual (es decir, que sólo utiliza las manos) en su principio mismo, el masaje moderno recurre cada vez más a un equipo sorprendentemente variado y diverso: moxa, bolas de madera, vibromasajeadores, agujas en manojo, chorros de agua o de aire, aparatos eléctricos o piezoeléctricos, etc. Ahora bien, nada puede sustituir la sensibilidad incomparable de la mano y de la yema de los dedos para sentir un músculo, su dureza, su retracción eventual, y para localizar muy precisamente un punto doloroso.

Los masajes

Existen innumerables técnicas de masaje, unas tan antiguas como la humanidad, otras perfeccionadas en el curso de los últimos decenios.

Sin entrar en detalles, señalemos simplemente que no basta con frotar, pellizcar, amasar y flagelar con el canto de la mano, etc., un músculo para hacer un buen masaje. Sepa que el masaje lento y suave tiene efectos descontracturantes, mientras que el enérgico y rápido tonifica y activa la circulación sanguínea, y que el fuerte y prolongado produce irritaciones.

Para el masaje que se hace en casa a los familiares, siempre es preferible actuar de manera suave y lenta, sin ensañarse durante horas (como máximo, basta con media hora).

El agua en auxilio de la espalda

El agua es un aliado valioso de la columna vertebral por varios conceptos. Es algo que puede verificarse cada día cuando:

- sentimos un inmenso bienestar durante y después de una buena ducha o de un buen baño;
- nuestros músculos se relajan;
- las tensiones vertebrales disminuyen;
- uno se siente mejor después de una jornada de trabajo, con el estrés y demás agresiones que la acompañan.

En la piscina, una media hora de natación suave nos aporta un alivio nervioso y muscular inmediato y duradero. Entonces, no hay que vacilar en requerir a esta amiga que sólo quiere el bien de nuestra espalda.

Los usos terapéuticos del agua son principalmente las curas termales, la balneoclimatoterapia y la talasoterapia.

A) Las curas termales

Por razones tan oscuras como injustificadas, las curas termales tienen mala prensa en la actualidad. Se las asocia a la imagen de la pareja de viejos canosos encorvados sobre sus bastones, en un paisaje sombrío y triste. Ahora bien, los estudios científicos más rigurosos han demostrado que en un número de casos patológicos, y especialmente en los que conciernen a la reumatología, la cura termal aporta una mejoría muy satisfactoria del estado general, y a veces una clara remisión de la enfermedad.

Sus virtudes curativas
Por lo demás, aun cuando se persista en negar las virtudes curativas de ciertas aguas termales, existen condiciones objetivas en torno a la cura termal y explican, en parte, sus efectos tan benéficos:

- Las curas se desarrollan en un marco que asegura un seguimiento médico y una supervisión encaminada a hacer la vida del paciente mucho más sana y equilibrada.
- El período de curas (en general tres semanas) es un período de descanso imposible de considerar en el ambiente habitual; ¿el descanso no es un medio «terapéutico» natural para combatir el dolor de espalda en general?
- La cura aparta al enfermo de su marco habitual: su estrés disminuye de manera muy sensible. En ciertos casos, el simple hecho de vivir lejos de las preocupaciones y del ajetreo cotidiano tiene un efecto saludable sobre el estado general.

Además, también está la acción terapéutica indiscutible de las aguas termales, que varían según su composición química y mineralógica.

Por supuesto, no se trata de pretender que una cura en un balneario le cure su artrosis. Pero sumada a otros tratamientos médicos, la cura mejorará la eficacia de estos e intervendrá directamente en el alivio de los dolores a través de los baños y demás métodos de cuidados dispensados en el establecimiento termal por un personal particularmente competente. Le alentamos a que haga la prueba al menos una vez: podrá ver los resultados.

B) La balneoclimatoterapia

La balneoclimatoterapia recurre a las virtudes terapéuticas del clima local y de las aguas o fangos cargados de diversos minerales propios de determinadas estaciones.

Muy buscadas en Europa del Este, las curas en estas estaciones tienen efectos benéficos indiscutibles sobre las afecciones vertebrales.

C) La talasoterapia

La talasoterapia ha vivido un cierto auge desde hace unos años en Francia.

Los tratamientos que se brindan en las estaciones asocian las ventajas del agua del mar y de las algas a la kinesioterapia, los masajes y la reeducación. Son indicados en la mayoría de las afecciones vertebrales. Además, el marco médico y paramédico es de una gran calidad.

Las terapéuticas alternativas o «naturales»

Existen innumerables técnicas y métodos no científicos que se utilizan de forma corriente para aliviar ciertos dolores de espalda. Estos métodos y técnicas no tienen la fiabilidad ni, a veces, la seguridad de las terapéuticas más clásicas.

Sin embargo, hay que convenir en que, a pesar de su lado algo esotérico, dan resultados bastante sorprendentes, incluso espectaculares, en determinadas condiciones. En efecto, todo depende de la habilidad del facultativo y del grado de confianza que le otorgue el paciente.

El mismo método puede aliviar de modo milagroso a tal enfermo y resultar totalmente ineficaz o agravante para otro. Si se recurre a ellas con prudencia, ¿por qué no probarlas, sobre todo cuando las terapéuticas clásicas no aportan mejoría?

Una reserva: en todos los casos hay que respetar las contraindicaciones, cuando existan.

La acupuntura

Es la medicina tradicional china, practicada desde hace milenios en Extremo Oriente, introducida en Occidente mucho más recientemente. Todo el mundo conoce su técnica y su principio: clavando agujas en ciertos puntos muy precisos del cuerpo se activa o se desacelera la circulación de la energía vital (yin y yang), que se efectúa según trayectos, los meridianos, bien conocidos por los practicantes facultativos.

La acupuntura tiene la ambición de tratar todas las enfermedades que puede sufrir un ser humano, ambición algo desmesurada, hay que decirlo claramente.

¿Qué puede hacer esta medicina china contra el dolor de espalda?

En primer lugar, hay que encontrar a un practicante facultativo experimentado y competente, y eso no es tan frecuente Los acupuntores de formación médica clásica, de lejos los más recomendables, son todavía más escasos.

La acupuntura puede aliviar el dolor de espalda de manera extraordinaria en circunstancias precisas: cuando el dolor vertebral es provocado por una contractura muscular muy fuerte, pero en la que la causa mecánica del problema (bloqueo articular, desplazamiento vertebral, etc.) es poco importante.

Por el contrario, si la causa mecánica es muy importante, los pinchazos de las agujas sólo aliviarán débilmente y de forma pasajera. En este último caso, lo mejor es tratar la causa con medios clásicos y después recurrir al acupuntor para complementar el tratamiento.

A pesar de lo que se diga, la acupuntura no puede curar una artrosis, una hernia discal o cualquier otra patología vertebral importante. Se perdería un tiempo precioso, con serios riesgos de agravamiento e incluso de irreversibilidad de la enfermedad, si uno se empeña en querer ser curado sólo mediante la acupuntura.

La mesoterapia

Concebida por el doctor Pistor, esta técnica consiste en inyectar a nivel epidérmico medicamentos en la zona a tratar. Las agujas muy finas utilizadas permiten hacer múltiples microinyecciones.

En principio, este método autoriza el empleo de débiles cantidades de sustancias medicamentosas con un máximo de eficacia. Pero esto no siempre es cierto: según la densidad de la vascularidad de la zona a tratar, una parte más o menos importante del medicamento inyectado se perderá, arrastrada por el flujo sanguíneo. Sin embargo, esta técnica puede recomendarse en determinados casos: cuando un enfermo no puede tomar un medicamento (en particular, analgésicos y antiinflamatorios) por vía interna (oral) a causa de los efectos secundarios no deseados, las microinyecciones del mismo medicamento en forma inyectable permiten aliviar al enfermo evitando exponerlo a los efectos nocivos.

Hay que señalar que las inyecciones de productos derivados de la cortisona están estrictamente prohibidas en la mesoterapia.

Un tratamiento complementario
Naturalmente, como acaba de decirse, la mesoterapia no cura una afección vertebral; es un tratamiento complementario del de base que ataca a la causa del mal.

La electroterapia

Muy valorada en los años treinta, la electroterapia ha sufrido un largo eclipse antes de volver a ponerse de moda en los últimos años. Los entrenadores deportivos suelen recurrir a ella, incluso con demasiada frecuencia en detrimento de la salud de los atletas. Sin embargo, es verdad que se han perfeccionado aparatos mucho más eficaces y de utilización segura que los de antaño.

El método consiste en descargar corrientes eléctricas que se aplican sobre una zona dolorida. Se obtienen efectos descontracturantes sobre los músculos y los ligamentos, que atenúan o hacen desaparecer el dolor durante un cierto tiempo.

Método útil en una patología leve
El método puede ser útil en la patología vertebral leve, cuando los tratamientos clásicos resultan ineficaces o están contraindicados. La eficacia depende en gran parte de la calificación del operador. No obstante, en ningún caso la electroterapia puede constituir un tratamiento de fondo para curar una afección vertebral.

Una observación más: desconfíe de las publicidades mentirosas que exaltan los poderes milagrosos de ciertos aparatos a utilizar en casa; el único milagro que estos aparatos son capaces de realizar es el enriquecimiento de los estafadores que los han inventado.

La fitoterapia

Desde la más lejana Antigüedad, los hombres se han curado con plantas. El reino vegetal es tan rico y variado, que en él se encuentran principios activos capaces de aliviar o de curar un gran número de enfermedades.

¿Sabía que dos de cada tres medicamentos farmacéuticos son de origen vegetal? Después de haber identificado la sustancia activa, en general una molécula, los químicos y los bioquímicos la sintetizan en sus laboratorios; muy concentrada, esta sustancia posee entonces un poder y unas propiedades infinitamente superiores a las que estaban presentes en la planta.

Prefiera el estado natural

Por lo tanto, las plantas se utilizan con una finalidad curativa bajo diversas formas tradicionales: decocciones, tisanas, polvos, tinturas, aceites, ungüentos, etc. Esos usos tradicionales siguen estando de moda.

Sin embargo, preste atención si compra plantas en estado natural: verifique bien que se trate de plantas «silvestres», o cultivadas según los métodos biológicos, es decir, sin empleo de abonos, pesticidas o herbicidas químicos. Como suele resultar difícil controlar el origen y el modo de cultivo, se preferirán las cápsulas de polvo de planta entera, fabricadas por laboratorios serios y sujetos a un control estricto de la autoridad pública. Además, las cápsulas son mucho más activas y su empleo resulta más práctico.

¿Qué plantas utilizar?

Las sustancias contenidas en las plantas actúan de diversas maneras. Tratándose de la patología vertebral, las que se recomiendan son drenantes (las diuréticas), depurativas, analgésicas, descontracturantes o antiinflamatorias, según el modo de empleo (tisanas, decocciones, pomadas, ungüentos, etc.).

Las siguientes son las mejores plantas que pueden utilizarse contra el dolor de espalda:

- la ortiga, la grosella negra, la reina de los prados, la cola de caballo, el sauce blanco (que contiene ácido acetilsalicílico), la raíz de órdago, el bambú, el fresno, la bardana y el alquequenje.

La aromaterapia

La aromaterapia utiliza las esencias, los aceites esenciales y las resinas de ciertas plantas, que se extraen según diversas técnicas. Estos productos poseen propiedades curativas (antiinflamatorias, analgésicas) interesantes para el tratamiento del dolor de espalda común. Activan la circulación sanguínea y revitalizan el organismo en general.

Modo de empleo

Puede utilizarlos puros o incorporados a otras sustancias, en bálsamos, cataplasmas, baños, masajes, etc.

Los aceites esenciales más activos contra los dolores de espalda son:

- la camomila, el abedul amarillo, el limoncillo, la gaulteria, el eucalipto (al limón y la copaiba).

La homeopatía

Disciplina nacida en el siglo pasado, durante mucho tiempo relegada al rango de las medicinas algo folclóricas e ineficaces, la homeopatía vivió un nuevo período de interés, tanto por parte del público como de una buena proporción de la profesión médica. Incluso se enseña en ciertas facultades de medicina.

Los medicamentos homeopáticos se componen de sustancias extraídas de vegetales, minerales y animales. Estas sustancias se diluyen en dosis infinitesimales.

Sin embargo, la eficacia de un tratamiento homeopático depende en gran medida de la experiencia del facultativo (de preferencia, médico de formación): no sólo hay que determinar bien el terreno del enfermo, sino también dosificar perfectamente los medicamentos según cada caso.

Las prescripciones más corrientes

Los remedios homeopáticos que se prescriben con más frecuencia son:

- *Actea rasemota*, *Dulcamara*: para los dolores de la columna cervical.
- *Agaricus*, *Oxalic acidum*, *Kalium bichromicum*: para las dorsalgias.
- *Árnica*, *Ruta graveolesn*, *Berberís vulgaris*: para las lumbalgias.
- *Chamomilla*, *Colocynthis*, *Bryonia*, *Hypericum*, *Kalmia latifolia*, *Doscorea*,
- *Gelsemium*: para las neuralgias (ciática, cruralgia, cervicobraquialgia).

La organoterapia

La organoterapia, método inspirado en la homeopatía, utiliza extractos orgánicos dinamizados y diluidos.

Para retrasar la artrosis y favorecer la regeneración del hueso y de los cartílagos, se recomienda la fórmula siguiente:

- •Meduloss 4 CH, Cartilo 4 CH, Arterias, Venas, Capilares 7 CH (en supositorio o en ampolla).

Las sales minerales y los oligoelementos

Las sales minerales y los oligoelementos juegan un papel vital en la vida de todos los organismos. Por lo general, están presentes en cantidades suficientes para satisfacer las necesidades en una alimentación bien equilibrada. Pero es muy frecuente que haya carencias de tal o cual elemento, por razones diversas: alimentos desnaturalizados, enfermedades del tubo digestivo con mala absorción intestinal, alimentación insuficiente, etc.

Estas sustancias de los alimentos no tienen en sí mismas propiedades medicinales. Pero su ausencia o su carencia ocasiona siempre trastornos a veces serios. Por ello es necesario complementar la alimentación corriente con aportes suplementarios.

En las tiendas se encuentran «cócteles» mineralovitamínicos bien dosificados y equilibrados. Salvo contraindicación, en particular en ciertas afecciones digestivas y/o urinarias, puede, y a veces debe, recurrirse a esas preparaciones para remineralizar el organismo.

Consúltese al médico de cabecera o al farmacéutico.

La vitaminoterapia

Las vitaminas son tan indispensables para el funcionamiento del organismo como los minerales y los oligoelementos.

Por lo general, nuestra alimentación corriente nos provee en cantidades suficientes de todas las vitaminas que necesitamos. Pero incluso entonces las carencias son frecuentes.

Las personas que sufren de la espalda deben tener el cuidado de complementar su alimentación con aportes de vitaminas A, C, D, E y P.

Existen numerosas especialidades farmacéuticas que proponen cócteles vitamínicos o mineralovitamínicos de complementación.

Consúltese al farmacéutico o al médico de cabecera.

La arcilloterapia

La arcilla está formada por la descomposición de rocas (feldespatos) muy ricas en sílice, aluminio, calcio, sodio, potasio, titanio y, en menor cantidad, en hierro y magnesio. Esta composición le confiere propiedades medicinales indiscutibles.

En el caso de las afecciones vertebrales, los dolores articulares y musculares pueden aliviarse mediante cataplasmas de arcilla frías, tibias o calientes. Se encuentran en las tiendas, listas para su empleo.

Hay que seguir las indicaciones sobre el modo de empleo.

No se han de aplicar nunca sobre llagas u otras lesiones de la piel.

Los métodos de relajación

Como hemos dicho, con mayor frecuencia el dolor de espalda común es provocado por contracturas musculares o aponeuróticas. Ahora bien, en muchos casos esas contracturas son consecuencia del estrés, de la ansiedad. Si se combate el estrés, se relaja la musculatura y se disminuyen las presiones que se ejercen sobre las vértebras. Pero no hay que hacerse demasiadas ilusiones. La simple relajación muscular no basta para hacer desaparecer definitivamente el dolor de espalda. Sin embargo, como complemento de un tratamiento clásico, mejora muy sensiblemente la eficacia de este.

Técnicas diversas
Existen numerosas técnicas de relajación: entrenamiento autógeno de Schultz, sugestopedia, hipnosis y autohipnosis, yoga, etc.

Los centros donde se ofrecen cursos de relajación se han multiplicado en los últimos años. En ellos se enseñan todos los métodos posibles e imaginables. Por lo tanto, la elección está muy abierta.

Sin embargo, una precaución importante: si sufre de manera crónica de dolor de espalda, consulte a su médico de cabecera; pueden existir contraindicaciones para un artrósico que quiera hacer yoga.

Bibliografía

Bauer Johann A., *Fibromialgia*, Ediciones Robinbook.

Bridge, Helena, *Espalda sin dolor*, Terapias verdes.

Brownnstein, Art, *La curación natural de la espalda*, Paidotribo editorial.

Fernández Roseñada, Andrés, *Terapias de reeducación física y postural*, Dilema editorial.

Hage, Mike, *El gran libro del dolor de espalda*, Paidós ibérica.

Howard, Nigel, *Dolor de espalda*, Pearson educación.

Ianantuoni, Stella, *Dolores de espalda*, Agama.

Jwing-Ming, Yang, *Dolor de espalda*, Arkano Books.

Pallardy, Pierre, *Adiós al dolor de espalda*, Kairós editorial.

Porter, Kathleen, *Columna sana, salud perdurable*, Obelisco ediciones.

Proupain, Nicolas, *Cuaderno de ejercicios para aliviar el dolor de espalda*, Malinka Libros.

Sarno, John E., *Libérese del dolor de espalda*, Sirio editorial.

Silva Couto, Carlos M., *El libro de la espalda*, Auga editora.

Tempelhof, Siegbert, *El dolor de espalda*, Hispano Europea Editorial.

En esta misma colección:

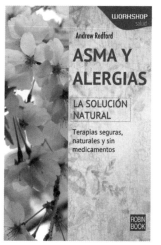

ASMA Y ALERGIAS

Andrew Redford

El sistema inmunológico suele reaccionar de forma exagerada a sustancias que suelen ser inofensivas, tales como ácaros o el mismo polen. El cuerpo produce un anticuerpo que reconoce al alérgeno, liberando determinadas sustancias, como la histamina, que provoca los síntomas alérgicos que pueden afectar los ojos, la nariz, la garganta o bien las vías respiratorias, pudiendo producir en este caso episodios asmáticos.

Este libro relata todos aquellos factores que inciden en episodios alérgicos y ofrece un abanico de alternativas naturales para combatirlos, desde la homeopatía, la naturopatía, la acupuntura o la aromaterapia. Y dedica una especial atención a las alergias alimenticias y las que afectan –cada vez más– a los niños.

- ¿Existe una conexión directa entre bienestar emocional y alergias?
- ¿Cómo pueden curar las hierbas?
- ¿Cómo puede evitarse la toxicidad de ciertos alimentos?
- ¿Qué papel juega la dieta en la aparición de una alergia?

LA ALIMENTACIÓN ENERGÉTICA

Robert Palmer y Anna Cole

Una nutrición idónea permite un correcto trabajo de las funciones vitales e incrementar el potencial de las competencias cerebrales. Por eso es tan importante llevar una alimentación correcta, es la mejor alternativa de cara a tener una buena salud. En cambio, una nutrición incorrecta reduce la inmunidad ante las enfermedades, altera el desarrollo físico y mental de los más jóvenes y reduce la productividad.

Este libro ofrece los conocimientos básicos para llevar una alimentación adecuada de cara a saber qué alimentos necesita el organismo y cómo afectan al estado de salud general de cada persona, así como las combinaciones óptimas que redundarán en un mejor bienestar.

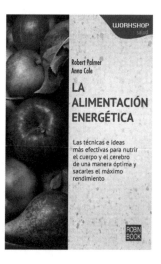

- ¿Es posible eliminar las proteínas animales?
- ¿Cuáles son las vitaminas esenciales para el cerebro?
- ¿Por qué la fibra ayuda a combatir el estreñimiento?
- ¿Cómo se detecta una carencia de vitaminas o sales minerales?

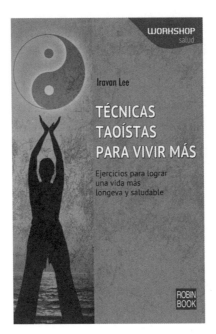

TÉCNICAS TAOÍSTAS PARA VIVIR MÁS

Iravan Lee

Energía, esencia y mente son los tres grandes tesoros taoístas. Siguiendo el orden natural de las cosas, el Taoísmo persigue la purificación a través del control de los apetitos y las emociones, y lo hace mediante una serie de técnicas como son el control de la respiración, la meditación, una particular forma de preservar la energía a través de la sexualidad y otras técnicas que acercan a la persona a la consciencia pura y a la verdad interna de todas las cosas.

Este libro le muestra algunas de las técnicas y ejercicios que el Tao viene practicando desde hace miles de años con el objetivo de que logre una vida armoniosa y saludable durante mucho más tiempo.

- La respiración lenta, profunda, armoniosa y tranquila.
- Regular la mente para llegar a la meditación.
- La regulación del cuerpo y la energía sexual.
- Los ejercicios del Tao In.
- Procesos de armonización según el Chi Kung.

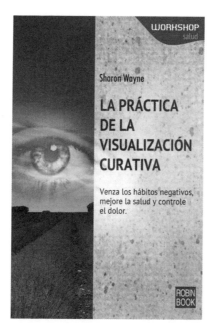

LA PRÁCTICA DE LA VISUALIZACIÓN CURATIVA

Sharon Wayne

La visualización curativa es una actividad natural que consiste en la creación consciente de impresiones sensoriales con el propósito de dar un giro en la vida. Estas representaciones mentales que cualquiera puede fabricarse pueden ser una poderosa herramienta para mejorar en cada faceta de nuestra vida, como forma de terapia o proceso de curación y control del dolor. Pero, ¿cómo se realiza la visualización curativa? ¿Es difícil? ¿Para qué puede utilizarse?

Este libro le mostrará su capacidad para visualizar a fin de que pueda aprovechar esta actividad y pueda ayudarle a mantenerse apto, saludable y feliz.

- Reglas para una visualización efectiva.
- Aplicaciones para la autocuración de diferentes
- enfermedades.
- Aprenda a modificar la manera como interactúa con otras personas.
- La visualización programada para lograr objetivos.
- Ejercicios para mejorar los aspectos positivos de la vida.

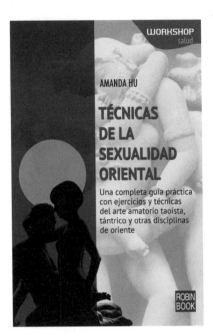

TÉCNICAS DE LA SEXUALIDAD ORIENTAL
Amanda Hu

La sexualidad es un instrumento poderoso para conseguir una mejor calidad de vida. Su conocimiento es algo muy arraigado en casi todas las culturas. Pero el taoísmo incorpora una serie de técnicas en la que intervienen ejercicios, como son la respiración, el movimiento o una dieta alimentaria adecuada que no sólo mejoran el placer sino también la calidad de las relaciones sexuales. Las enseñanzas procedentes de la sexualidad oriental no sólo pueden conseguir alargar la vida, también son un poderoso aliado capaz de dar una mayor energía sexual y satisfacción a la hora de vivir.

- Posturas, respiración y energía.
- Afrodisíacos y otros objetos para el goce de los sentidos.
- El arte milenario del masaje sensual japonés.
- Las posturas del Kama Sutra.
- El arte tibetano del amor.